"妈妈爸爸在线"丛书

了解
儿童疾病的
真相

[日] 白冈亮平 著

乔 荆 张宗豪 译

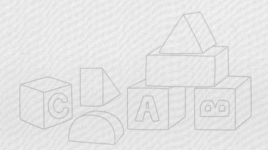

世界图书出版公司

上海·西安·北京·广州

图书在版编目（ＣＩＰ）数据

了解儿童疾病的真相／（日）白冈亮平著；乔荆，
张宗豪译 . 一上海：上海世界图书出版公司，2017.7

ISBN 978-7-5192-3045-6

I.① 了… Ⅱ.① 白… ② 乔… ③ 张… Ⅲ.① 小
儿疾病—防治—基本知识 Ⅳ.① R72

中国版本图书馆 CIP 数据核字（2017）第 119295 号

"DR. 365"NO KODOMO NO BYOKI SOUDANSHITSU
by Ryohei SHIRAOKA
©2013 Ryohei SHIRAOKA
All rights reserved.
Original Japanese edition published by SHOGAKUKAN.
Chinese translation rights in China（excluding Hong Kong, Macao and Taiwan）
arranged with SHOGAKUKAN through Shanghai Viz Communication Inc.

书　　名	了解儿童疾病的真相	
	Liaojie Ertong Jibing de Zhenxiang	
著　　者	[日]白冈亮平	
译　　者	乔　荆　张宗豪	
内文插图	[日]立泽亚沙美	
责任编辑	魏丽沪	
装帧设计	上海永正彩色分色制版有限公司	
出版发行	上海世界图书出版公司	
地　　址	上海市广中路88号9-10楼	
邮　　编	200083	
网　　址	http://www.wpcsh.com	
经　　销	新华书店	
印　　刷	上海景条印刷有限公司	
开　　本	787 mm×1092 mm　1/16	
印　　张	8.5	
字　　数	147千字	
印　　数	1-5000	
版　　次	2017年7月第1版　2017年7月第1次印刷	
版权登记	图字09-2016-835号	
书　　号	ISBN 978-7-5192-3045-6/R・425	
定　　价	39.00元	

推荐序 一

　　儿童医疗过程与成人有较大区别。首先，儿童常不能表达或不能完整表达病情。另外，在治疗过程中，大多需要家长配合完成医疗有关检查。儿童易患感染性疾病，如呼吸道、消化道感染，这些常涉及喂养和营养问题。严格地说，家长是儿童医疗环节中不可缺少的、极其重要的成员。但年轻家长和医生间常存在医疗知识和信息方面的差异，交流时可能出现不同看法。如家长能掌握医疗方面基本知识，能与医生在疾病原因、治疗目的和合理护理等方面进行有效的沟通，这样医患交流的效果会极大提高，有助于构建和谐的医患关系，促进儿童健康茁壮地成长。

　　同济大学附属东方医院儿科主任乔荆博士翻译的《了解儿童疾病的真相》，是日本儿科专家白冈亮平撰写的关于儿童疾病治疗的著作，是一本通俗易懂的儿科常见疾病防治手册。它能帮助年轻家长学到医疗知识，合理家庭护理，提高健康意识。另外，本书中提到医生必须要知识更新，要消除各医疗机构分担责任不清的不良影响，也值得医生和家长借鉴。

上海交通大学医学院附属上海儿童医学中心

主任医师，教授

沈永年

2017 年 3 月

推荐序 二

由日本著名儿科专家白冈亮平撰写、同济大学附属东方医院（上海市东方医院）儿科主任乔荆博士翻译的《了解儿童疾病的真相》（原书名《Dr. 365 儿童疾病的咨询》）一书即将和广大读者见面了。很高兴在正式出版之前我就阅读了书稿，真可谓先睹为快，同时也感到非常荣幸能为此书作序。

本书从多年从事儿科临床工作的专家的视角，用通俗易懂的语言讲述了小儿常见疾病（如儿童常见的感染性疾病、过敏性疾病、耳鼻病变、皮肤疾病、意外伤害等疾病）临床基本特点、诊疗及家庭护理中需要注意的问题和对患儿病情进行诊疗的有效经验，同时还介绍了儿童常用疫苗和药物的基本知识、医务工作者与患儿家长的沟通技巧、减轻患儿病痛的有效办法等内容。更值得称道的是，书中还告诉患儿家长，当自己的孩子突发疾病时，应该怎样处置，应该如何观察记录孩子病情的变化及发展，并及时把这些资料提供给医护人员，使患儿能够得到较好的诊断与治疗。

本书的译者乔荆博士 1990 年毕业于苏州医学院（现苏州大学医学院），曾留学日本并获得东京大学医学博士学位。她现任同济大学附属东方医院（上海市东方医院）儿科主任，从事儿科的医疗、教学、科研和管理工作近 30 年，具有丰富的临床经验。本书的译稿忠于原著，在充分体现了原著的真实意图的同时，特别注中文的表达方式，更加符合中文的阅读习惯，使读者觉得更加通俗易懂。

毫无疑问，这是一本值得推荐的著作。本书不仅对从事儿科工作的广大医务工作者有极大参考价值，对患儿的家长们也是一本不可多得的育儿教科书，同时对于医患双方提高沟通技巧，缓解医患矛盾也有所裨益。

上海交通大学医学院仁济临床医学院副院长
上海交通大学医学院附属仁济医院
主任医师，教授
赵爱民
2017 年 5 月

译者序

　　我在中国三级甲等医院儿科临床工作 27 年，既承担着港、澳、台及外籍儿童的诊疗工作，也会不间断地下基层，到边远山区的乡镇卫生所，指导那里的儿童医疗工作。我深感，不管是手足同胞、还是国际友人，无论贫穷、还是富有，在儿童健康护理与生长发育方面，医疗行业的内行和家长们普遍都存在误区。因此，我一直在思考如何清晰地分解、讲述这些儿童疾病。这次世界图书出版上海有限公司给我机会翻译日本儿科专家白冈亮平医生的著作，期望能够帮助到各位家长，同时，也实现了我多年的夙愿。

　　众所周知，世界卫生组织（WHO）每年都会在"医疗水平、接受医疗服务的难度、医药费负担公平性"等方面对世界各国的医疗体系进行综合比较。而日本医疗总是因为"高品质的医疗服务和医疗负担的平等程度、国民平均寿命"等原因获得第一名。在最近 5 年"国际卫生条例"核心能力标准 (International Health Regulations core capacity scores) 的评分中，日本又是全球唯一获得 100 分（满分评级）的国家（《WORLD HEALTH STATISTICS: 2016》 page 112–114)。不言而喻，这些结果表明，日本的医疗卫生体系属于世界级的"标杆"。

　　与日本医疗的渊源开始于 1998 年 2 月，那时，我应"川崎病"的发现鼻祖川崎富作先生邀请，参加了国际川崎病流行病学调查研讨会，并由此确立了中 - 日合作课题《陕西省川崎病调查研究》项目。2001 年，该项目的研究成果在牛津大学出版的《小儿热带学杂志》公开发表。2003 年，我以专家访问学者身份赴日本群马县立小儿医疗中心进行医疗技术及临床研究。那时，日本就已经有了救活体重仅 500 克早产儿的成功病例，给我这个中国儿科医生所带来的震撼和影响，至今记忆犹新。

　　我于 2005 年留学日本，2011 年 3 月获得日本东京大学医学博士学位。现在，作为同济大学附属东方医院（上海市东方医院）儿科主任及学科带头人，非常愿意做中日医疗界文化交流的桥梁。

　　这次的译作以日本儿科医疗为例，不仅有日本医生的行医经验和体会，还有渗透其中的日本医疗的运营管理模式，可帮助大家了解邻国儿科医生的工作常态及医疗资源运营水平。通过这本书的翻译出版，希望还能够帮助从事儿科医务工作的各级人员了解日本的儿科医务工作者的医疗素养和领先的国际理念。

但是，尽信书不如无书。本书哮喘章节中，作者认为"第一次儿童喘息不能诊断哮喘"，这个观点，在 2017 年的今天，我不敢苟同！中国儿童事业突出成就贡献奖获得者、上海医学会儿科学会呼吸组组长、上海医学会变态反应学会顾问、上海科学育儿基地顾问委员、哮喘治疗方面的权威专家俞善昌教授，早在 10 年前就指出，"哮喘可以发生在胎儿期"，并提出了"早期、持续、长期、个体化"的治疗原则。但为了"忠实于原文"的翻译理念，本书译本全权保留了作者的观点，在此特别做出说明。

作为我的第一本儿童医疗方面的译作，在此，特别感谢曾经指导过我学业的日本恩师藤田敏郎先生、川崎富作先生、后藤田贵也先生、下泽达雄先生、饭冢阳子先生、和泉梢先生及佐藤翠先生。

还要感谢群马县小儿医疗中心的清水信三先生、龟田医院的吴海松先生和张莉同学。

感谢佐藤比朗美女士、增田伸枝女士、小出八重子女士、中岛妙子女士、矢内昭夫友人以及所有帮助过我的日本朋友。

感谢沈永年教授和赵爱民教授为本书作序。

最后，感谢张宗豪硕士研究生对于本书做出的所有贡献。

乔荆

写于上海陆家嘴

2017 年 6 月

前　言

当您带着孩子在小儿科就诊时是否会有这样的疑惑：孩子现在接受的治疗有什么真正的意义？或者您能否准确地理解医生对治疗的解释与说明？

本书将针对家长常见的疑惑进行非常详细的讲解，以期望家长理解医生在医疗上的真正意图。

本书将侧重于讲述在日常诊疗中患儿及家属们会遇到的一些常问的医疗、疾病和健康方面相关内容与问题。这样可以让患儿及家属们更容易与医生沟通，从而更进一步地了解医疗行为的意义所在。

孩子感冒、发热、肠胃炎引发的呕吐等让您有些担心的情况下，这本书一定也会对您有所帮助。本书的内容您只要在脑中记住少许，再与医生以及护士交流就会很充实，不再感到困难。

我个人认为医疗的起点在于人与人的沟通。让患者和医务人员拥有相同的目光和想法，并为其创造一个共同面对疾病的平台是十分必要的。

我本人大学毕业以后，在琦玉县的综合医院完成实习，又在大学附属医院、综合医院、诊所从事小儿科医生工作至今。这10年中，我既参与了简单的常见疾病的诊治，如感冒等，又参与了较高专业水准的危重疑难疾病的诊治，以及为患者争分夺秒的急救医疗。在急诊室中，曾亲眼看见夜晚家长和孩子们排着长蛇般长队等候诊治的情形。

医生在治疗的过程中，每日都会接触、感受到各式各样的问题。因此，怎样让患儿及家属们安心地度过诊疗期的每一天，如何让他们满意地去接受治疗，以及，那些一直对孩子生长发育持有担心和不自信的家长；或者，他们在医疗机构就诊过程中还可能存在什么我们做得不够周全的地方等都是我常常思考问题。而这中间，我说实话难以避免就会遇到医疗提供者（医生）与医疗被提供者（患者）间因存在医疗知识与信息上的不对等而产生误差。

改善医疗必要的三点条件

当今的日本，医疗仍面临着许多问题。我想这些问题要是全部得以解决，日本的医疗水平还会变得更好，我们国家的人民才会变得更健康。

我个人认为改善医疗服务必须有以下三点必要条件。

（1）修正医疗质量的偏差

总是从患者的口中听到"这个医院是这么解释的""虽然这个医生是这么解释的，但是别的医生却给了另外的解释"。对于患者来说，不管什么样的医疗机构或者医生，他们只希望接受高品质高标准的医疗服务。这些本应该是很正常的事情，但现实中存在着因为就诊的医生、医院或者诊所不同，诊疗内容也就有各种可能的不同与差别。

为了解决这个问题，医生必须从一开始就要获取最新的知识，医生间、各诊所之间、各医院之间以及全国范围内的资源共享是很重要的。

为了实现这一点，我在我的诊所里统一规范了诊疗方案，经常更新最新的情报并在同事之间共同分享。这样的方法如果可以在更多的地区以及全日本实现的话，应该就会构建出非常了不起的医疗体系。另外，很重要的一点是医生针对患者及其家属的医疗，一定要了解得非常透彻：我们对自己所说的内容是否真的正确，是否能让人信服，一定要认真进行判断。

（2）要消除患者和医疗提供者的情报误差

作为患者，总会对医疗处理有太专业、太复杂的印象。当然，作为医疗提供者的医生们也会抱有"这些知识可能太难理解，讲了他们也听不懂"的想法，从而对疾病的内容等不进行详细的说明。

但对于医疗提供者来说，首先应该想着如何将难理解的内容简单明了地解释出来。其次，患者及家属也要对医疗过程抱有关心的态度，我希望大家能储备一些最基本的医学知识，以便于向医疗提供者提出自己的问题。

我认为这样的话便可消除双方在医疗知识、信息情报上的不对等，同时，医疗提供方（医院与医生）与被提供方（患儿及其家属）大家一起面对疾病是至关重要的。

（3）消除各个医疗机构分担责任的不清晰

现在日本有小诊室、诊疗所、小规模医院、中规模医院、大规模医院（综合医院或大学附属医院）等各种规模的医疗机构，它们所担任的诊疗范围也不同。在小诊室和诊疗所，手术这样高难度治疗是无法进行的。此外，在大学附属医院等大型医院内，由于疑似感冒去就诊的患者日益增加，使得真正需要高等专门医疗技术的患者无法及时得到治疗。

遍布在各个地域的小诊室、诊疗所内提供常见病（如感冒）或每日身体状况的诊察、健康诊断、预防接种、婴幼儿的健康诊断等初级诊疗。日常不可或缺的医疗服务本来就是这类诊所基本的责任。

对于需要高等专科治疗的患者，诊所、诊疗所会根据病情严重程度将其转入较大的医院诊治，这也是其医疗分担的责任。

但是，没有很好地实行各自本应分担的责任是日本医疗的现状。诊所、诊疗所仅在平时（周末、节假日除外）的时间内营业，在儿童身体状况容易发生变化的夜晚或假期，初期诊断就只能依赖当地的假日夜间诊疗所和承担急救任务的综合医院等。

这些提供初级诊断的小诊室、诊疗所，如果可以将其营业时间延长，并且适当扩大其医疗范围，便可起到对上级医疗机构很好的分担作用。

我在东京西葛西小诊室工作时，就延长了营业时间，从早晨8点至夜晚10点，365天无休地对患者进行诊疗。但是，深夜考虑到一些实际问题以及家庭护理的重要性，所以，可以不给患儿提供对应治疗。

因此，重要的是患儿及家属的家庭护理，以及能够把握病情的知识和观察能力。

需要医生和患者的共同努力

除了提供初期诊疗的诊疗所扩大诊察时间的范围，在诊察时间结束后的深夜里，患儿及家属仔细观察病情变化，也是非常重要的。而且，为了在紧急情况下可以选择合适的急救医院，我认为家属最好也应掌握一些与医疗相关的信息与知识。当然，这需要医务人员和患者的共同努力。

最后，我还需要对本书的封面上"Dr. 365"再进一步解释一下。本书没有特定针对的读者人群，提供全年无休的365天治疗是我们医疗机构的责任和义务。本书抱着帮助儿童和家长们的"Dr. 365"热情，并尽可能将其传达给读者，衷心希望可以帮助到每一个家庭，为每一位家长提供育儿常识。

白冈亮平

CAPS 诊所总院长

儿科专家

目录
Contents

序章

儿童疾病的关注点——儿童的病症变化多端观察变化非常重要

第一章
儿童易患的感染性疾病

知道后才安心　**谈谈感冒** / 3
　　　　　　　小提示　感冒和抗生素 / 5

知道后才安心　**谈谈感冒和感冒药** / 6
　　　　　　　小提示　感冒时请不要过度依赖药物，家庭护理极为重要 / 8

知道后才安心　**谈谈发热** / 9
　　　　　　　小提示　发热时家庭护理要点 / 11

知道后才安心　**谈谈发热和退热药** / 12

知道后才安心　**谈谈流感** / 15
　　　　　　　治疗流感药物的种类 / 17

知道后才安心　**谈谈呼吸道合胞病毒感染症** / 19

知道后才安心　**谈谈溶血性链球菌感染症** / 23
　　　　　　　A族乙型溶血性链球菌感染后会出现的疾病 / 24

知道后才安心　**谈谈咽结膜热（游泳池热）** / 28

知道后才安心　**谈谈疱疹性咽峡炎和手足口病** / 31
　　　　　　　小提示　关于疱疹性咽峡炎和咽结膜热（游泳池热）的上学问题 / 33

知道后才安心　**谈谈脓疱病** / 34
　　　　　　　小提示　脓疱病的家庭护理和游泳池须知 / 35

知道后才安心　**谈谈支原体感染** / 36
　　　　　　　小提示　支原体感染一定会引起肺炎的发生吗 / 37
　　　　　　　小提示　支原体感染在学校流行时 / 40

知道后才安心　　**谈谈病毒性肠胃炎** / 41
　　　　　　　　脱水程度的确认要点 / 43

知道后才安心　　**谈谈呕吐、腹泻** / 46
　　　　　　　　脱水症状的确认要点 / 47
　　　　　　　　小提示　口服补液盐的制作方法 / 49

第二章
儿童常见的过敏性疾病

知道后才安心　　**谈谈过敏** / 50
　　　　　　　　小提示　最忌讳谈到过敏，家长就反应过激 / 52

知道后才安心　　**谈谈特应性皮炎** / 53
　　　　　　　　特应性皮炎的主要症状 / 54
　　　　　　　　寻找致症状加重的恶化因子 / 55
　　　　　　　　外用类固醇药物的种类及作用程度 / 56
　　　　　　　　小提示　特应性皮炎容易并发的感染症 / 57

知道后才安心　　**谈谈哮喘** / 58
　　　　　　　　哮喘与喘息性支气管炎的辨别要点 / 59
　　　　　　　　气道炎症形成的原因 / 60
　　　　　　　　引起气道狭窄的原因 / 60
　　　　　　　　小提示　什么是过敏性体质 / 61

知道后才安心　　**谈谈哮喘用药** / 62
　　　　　　　　小提示　了解哮喘的重症程度 / 64

第三章
儿童常见的耳、鼻疾病

知道后才安心　　**谈谈急性中耳炎** / 65
　　　　　　　　小提示　不要擅自中途停止急性中耳炎的治疗 / 68

知道后才安心　　**谈谈分泌性中耳炎** / 69
　　　　　　　　分泌性中耳炎的临床表现 / 70
　　　　　　　　小提示　观察孩子的状况，弄清听力下降对孩子的影响 / 71

知道后才安心　**谈谈耳垢（屎）** / 72

知道后才安心　**谈谈流鼻涕** / 74
　　小提示　关于幼儿的鼻涕吸引 / 76

第四章
儿童常见的皮肤疾病

知道后才安心　**谈谈尿布皮炎** / 77

知道后才安心　**谈谈痱子** / 79
　　小提示　容易长出痱子的部位 / 81

知道后才安心　**谈谈荨麻疹** / 82
　　小提示　发生过敏反应时，请立刻叫救护车 / 83
　　易引发荨麻疹的情况和环境的具体例子 / 84
　　小提示　患荨麻疹时的家庭护理 / 85

第五章
儿童常见的其他疾病

知道后才安心　**谈谈高热惊厥** / 86
　　单纯性高热惊厥的特征 / 87
　　高热惊厥的注意要点 / 89

知道后才安心　**谈谈便秘** / 90
　　小提示　排便的过程 / 93

第六章
儿童常见的意外伤害

知道后才安心　**谈谈中暑** / 94
　　轻度中暑的症状 / 95
　　中度中暑的症状 / 96
　　重度中暑的症状 / 96

知道后才安心　**谈谈脑外伤** / 98
　　头被撞击后，需注意的儿童的临床表现 / 99

小提示　关于头部外伤后进行CT的指南 /100

第七章
儿童常用疫苗和药物的基础知识

知道后才安心　**谈谈疫苗的同时接种** / 101

知道后才安心　**谈谈儿童药物** / 103

知道后才安心　**谈谈支气管扩张药物** / 107

知道后才安心　**谈谈抗组胺药** / 109

第八章
医院、诊所的选择方法以及正确的就诊方法

知道后才安心　**谈谈儿科诊所的选择方法** / 111

知道后才安心　**谈谈儿童就诊的技巧** / 117
小提示　专职儿科医生的重要性 / 119

跋 / 120

儿童疾病的关注点
——儿童的病症变化多端观察变化非常重要

疾病会随着时间而发生改变
密切观察病情变化是非常重要的

因为保护儿童的健康是非常重要的，想让家长们了解些关于儿童疾病的知识。当儿童发生病症时请家长在家好好观察，准确把握以下两点非常重要：

（1）有些疾病需要密切观察病情变化才可做出明确诊断。

（2）即使就诊时没有出现较为严重的病状，随着时间的变化，病情可能会出现恶化。

由疾病引发的症状会随着时间发生变化。患儿刚发病来就诊时，由于病症是逐渐表现出来的，那时有些症状还没有完全表现出来，在这样的情况下，可能会导致医生诊断结果出现错误。儿童的病症随着时间推移会发生很大的变化，这是儿童疾病的最大特点之一。此外，儿童大多无法清楚说明自己的症状，因此有时很难知晓病情的变化。就诊时状态可能儿童还较为安定，回家后情况有可能会恶化，因此，医生需要观察病情变化后才能做出明确诊断。

儿童的很多疾病仅通过一次就诊是无法得出正确诊断结果的。尽管患儿起病初期症状较轻，之后却发生变化出现新的症状，医生需要通过症状程度的变化做出正确诊断，这点需要家长好好认识与理解。

发现其他症状是再次就诊的指标
～正确把握病情变化经过是不可欠缺的～

当患儿病情恶化后，何时应该再次就诊？下面对几种病症分别进行简单的说明。

● 发热

由病毒感染引发的感冒发热大多在 4~5 日内可得到改善。如果发热持续在 4~5 日以上时一定要再次进行诊断，医生需要检查患儿是否会出现与发热相关的其他重症疾病。

除发热外，如果出现意识状态恶化、模糊不清、引发痉挛等症状时，请一定要尽早尽快地再次就诊。

● 咳嗽

如果出现面色不佳、不停地咳嗽导致呼吸困难、呼吸时出现哮鸣音、无法平静地呼吸、吸气时感觉喘不上气、哺乳期的幼儿不住的咳嗽导致无法喝奶、站着咳嗽仍感到呼吸困难、呼吸停止等症状时，请一定要再次进行诊断。

即使最初诊断为由感冒引发的咳嗽，在观察过程中病情也会加重或恶化，引发支气管炎、肺炎等。当咳嗽加重、发生呼吸困难时请一定要再次就诊。家长需要知晓即使患儿就诊，仍然会发生病情加重这点。

● 头痛

较为严重的引发头痛的原因有脑（脑或脑周围的血管）出血（脑中的畸形血管引发的出血、碰撞脑部等外伤引发的出血等）、肿瘤、血管的堵塞（脑梗死）、脑周围的脑膜内细菌或病毒感染的脑膜炎、脑本身的病原体感染、炎症或引起免疫反应的脑炎脑症等。

这些疾病在早期有时候患儿只表现出轻度头痛的症状。在医院诊察时即使当时没有发现神经系统方面的异常，但随着病情的发展也会出现症状加重、恶化的情况。这时，就需要医生再次做出判断。

头痛的症状逐渐恶化，当出现头疼得让患儿哭泣、尖叫、呕吐次数增多、面色不佳、手脚活动迟缓、意识模糊、痉挛等现象时，应紧急送去医院就诊，不得延误。

● 腹痛

儿童的腹痛大多由病毒性肠胃炎和便秘引起，其他原因还有阑尾炎（也就是盲肠炎）、肿瘤、肠套叠、绞窄性肠梗阻（任何原因引起的肠堵塞的疾病）、卵巢扭转、精巢扭转等。当腹痛症状严重，出现疼痛得只能背部弯曲（无法直立）走路、腹部胀气、面色不佳、意识状态不佳、意识模糊等症状时，请一定要再次去医院就诊。

最好不要延误，直接就去医院诊治，请家长要十分注意这些病情的变化。

除此之外也有很多其他疾病，当患儿症状发生恶化时请一定要再次就诊。对于儿童疾病的诊断来说，正确的观察疾病发展过程是不可欠缺的。怎样的症状发生了变化，家长一定要牢牢记录下然后准确地告诉医生，这也是非常重要的。

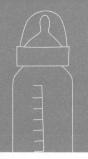

✚ 知道后才安心
谈谈感冒

摘要

感冒是什么样的疾病?

◎ 感冒会引起打喷嚏、流鼻涕、咽喉痛、咳嗽、痰等全身症状(发热、疲倦感、肠胃病等)。

◎ 80% ~ 90%的感冒是由于病毒的感染。病毒的种类多于400种,尽管是同样的病毒也有很多不同类型,所以才会反复感冒。

◎ 因病毒而引起感冒,抗生素是没有作用的,大多数是靠自身的免疫力而痊愈。

◎ "感冒=抗生素"的观点是错误的。只有怀疑是明显的细菌感染时才需要抗生素。

◎ 应依据患儿咽喉或肺部的声音,精神状况,情绪,面色,对周围事物的反应,该年龄阶段容易患的疾病以及疫苗的接种等情况,结合所需的检查结果进行综合判断后,再决定是否该使用抗生素。

大多数的感冒是由于病毒的感染
感冒病毒的数量多于 400 种

儿童很容易患上感冒。我们也常听到医生说"这是感冒了"。但是感冒到底是一种什么样的疾病呢?

感冒会出现打喷嚏、流鼻涕、鼻塞、咽喉痛、咳嗽、痰等状态,加之发热、头痛、全身疲倦、食欲不振等的全身症状（有时会有呕吐腹泻等肠胃不适）。

80%~90%的感冒是由于病毒的感染，剩余的10%~20%是由于细菌、支原体、衣原体的感染。感冒病原学中代表性的病毒感染是流感病毒、鼻病毒等。

病毒种类繁多，超过400种的病毒都能导致感冒。并且根据病毒种类的不同，每种病毒又各有很多不同的类型。这就是会多次感冒的原因。

夏天流行的夏季感冒，主要是由于埃可病毒和柯萨奇病毒，因为这些病毒也有很多种类和类型，所以，临床上才会出现看上去症状相同、反复多次感染的夏季感冒。

特别在托儿所和幼儿园等公共场所，对于那些刚开始过集体生活的儿童们来说，有些儿童之前还未曾有感冒病毒感染经历，儿童们自身带来各种各样的感冒病毒，他们间相互交叉传染感冒病毒，造成了感冒循环的现象。

因病毒而引发的感冒，使用抗生素是没有效果的

尽管多次感染感冒，大多数的感冒仍是病毒引发的。对于病毒性的感冒来说抗生素是没有效果的。

但幸运的是，大多数病毒引发的感冒是可以靠自身的免疫力自然痊愈的。当病毒性感染后，通过自身免疫力来对抗病毒性感冒是基本治疗原则。对症处理方面可服用缓解症状的药物（化痰、止咳、退热药等），同时注意饮食和补充水分帮助恢复体力。

此外，对于儿童患者，由于其排痰能力差较难祛除痰液，经常会出现痰液堆积在患儿支气管和肺部，这时较为有效方法为多补充水分缓和痰浊，同时轻轻拍打背部以利于痰液排出。

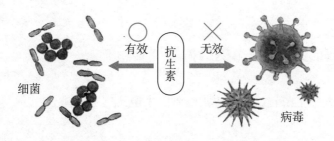

图1-1 抗生素对病毒无效

服用不需要的抗生素时，抗生素无效的情况也可能发生

被诊断为病毒性感冒时，虽然没有服用抗生素的必要，但得了感冒以后合并细菌感染临床也会经常发生。过去为了预防细菌感染，抗生素可作为处方药，但现在并不推荐服用抗生素。有时家长来医院了会说"感冒了请帮我开点抗生素"。但是当"病毒引发感冒"这一观点大多人都知晓后，我们也要知道"感冒必须服用抗生素"是错误的观点。被诊断为感冒后要使用抗生素药物时，最好向诊治医生咨询到底是否真的需要。

没有必要却服用抗生素，对抗生素产生抗体的细菌会在人体内大量繁殖，从而对人的身体产生负面影响，使得抗生素达不到应有的效果。

若不采取妥当的抗生素限制，未来会产生更多对抗生素耐药的恐怖细菌（抗药性细菌）。为了保护儿童健康，请大家合理使用抗生素。

小 提 示
感冒和抗生素

什么时候该服用抗生素呢？应该是明显疑似细菌感染的时候。

例如，溶链菌等细菌感染引发的咽喉炎、扁桃体炎出现咽喉红肿且化脓的症状时，或者由于细菌而引发的支气管炎、肺炎，此外还有最初由病毒引发的感冒，由于无法排出痰浊，导致痰浊寄存在肺部或支气管内，引发该部位发生细菌感染（二次感染）导致的肺炎、支气管炎。

另外，年龄较小的儿童，通过尿道的感染会引发尿路感染，严重时细菌可能进入血液（菌血症）。当细菌进入血液中时一定要十分注意，患儿病症会突然加重、恶化，之后可能会引发脑脊髓膜炎。

当患儿出现情绪不佳、浑身无力、反应迟钝、面色不佳等全身的状态不佳时，可能是较为严重的疾病，此时应及时去医院就诊。

当怀疑是细菌感染时，使用适合的抗生素是非常重要的。医生开出抗生素后，患儿一定要按规定的用法、用量、日数服用完药物。家长不要根据自己的判断给患儿服用药物，也不要随便停止服用药物。避免对抗生素无效的药物（耐药菌株）产生。

真正需要服用抗生素时，为了不使抗生素失去药效，一定要认真进行诊断，合理使用抗生素。

5

✚ 知道后才安心

谈谈感冒和感冒药

摘要

有效治疗感冒的药物有吗?

◎ 没有有效治疗由病毒而引发的感冒的药物。

◎ 只有服用缓和感冒症状的药物,并靠自身免疫力才可治愈病毒引发的感冒。

◎ 服用药物后感冒症状仍没有缓解时,需考虑有可能是支原体感染或细菌感染及其他需要治疗的疾病,并判断是否该去医院挂号就诊。

关于感冒和感冒药的误区
和患者的对话场景介绍

首先,以下这段医生与感冒患者的对话,可作为参考,更好地理解感冒与病毒,抗生素与治疗。

患者: 请给我开点感冒药,我想早点治好。

医生: 病毒感染的感冒是没有什么特别有效的药物的。吃了药感冒就能快速治疗,是没这回事的。

患者: 那为什么要服用感冒药呢?

医生: 感冒时服用的药物是用来缓和那个时候出现的症状,没有可以杀死感冒病毒的药物。服用药物后多少可以减轻感冒的症状,减轻身体的负担,有利于恢复体力。但不管吃不吃药,感冒痊愈所需的时间是不会有改变的。

患者: 那怎么样才可以治好感冒呢?

医生: 杀死病毒必须靠自身具备的免疫力。只有靠提高自身免疫力,不消耗过多的自身体力才是感冒治疗的最佳方法。

患者: 怎样做才能提高自身免疫力,减少体力消耗呢?

医生： 要充分补充水分和营养，保证充足的睡眠。这样才能恢复体力，感冒才能痊愈。服用药物是为了缓和感冒的症状，能使自身更好地补充水分和营养、保证睡眠。

病毒感染引起的疾病
只能靠自身具备的免疫力治愈

病毒感染没有特别有效的药物治疗，不管在世界何处寻找，由病毒引发的感冒是没有治愈的药物的。请充分认识到服用药物并不能治愈病毒性感冒。"那不喝药怎么治疗呢"，很多人会有这样的疑问？只有服用可以缓解因病毒感染引发的症状的药物，靠自身免疫力才能治愈。

诊断为由病毒感染引发的感冒，有关的处方药有以下几种。为大家介绍一部分我的诊所常开的处方药。

羟苯酰苯酸替培啶： 又称阿斯维林（镇咳）

★★咳嗽本身具有将异物排出的功能，能将有害物质排出。止咳后反而有可能使病情恶化。并且要注意即使服用了药物，咳嗽也不会立刻停止。

羧甲基半胱氨酸： 又称强利排痰灵（气管内黏痰调节作用：祛痰、使黏膜正常化）

氨溴索： 又称沐舒坦（促进气管内黏痰分泌：祛痰）

乳酶生、酪酸菌： 又称活菌素制剂（维持肠道内细菌平衡）

对乙酰氨基酚、退热净： 又称扑热息痛（短暂性的镇痛退热）

这些所有药物都不是杀死病毒本身，而是缓解症状的药物。待症状稍微缓和，可以很好地让患儿及时补充水分并且更容易入睡。

症状长期持续的情况下
可能是细菌感染或其他疾病

感冒发生的过程中，可能因合并细菌感染而导致肺炎和支气管炎，也可能隐藏着因其他细菌而导致其他疾病。

在病情不可控制的情况下，通常需考虑是否合并细菌感染，是否为其他的重症传染病，又或者是否患有需要特别治疗的疾病。

在症状一直没有改善的情况下，请及时询问医生，并通过医生的问诊、诊察、检查判断患儿是否合并其他疾病。如果没有较重的疾病，可继续服用缓解症状的药物，如怀疑有细菌感染或严重的疾病时，医生会开些抗生素或其他特别的内服药进行治疗。

小 提 示
感冒时请不要过度依赖药物，家庭护理极为重要

已经重复叙述了很多次，目前，没有治疗病毒性感冒的药物。请家长务必认识到这点。

儿科医生在诊察时，首先要判断儿童是否有严重的疾病。确认为细菌感染或严重的疾病时，会开些抗生素或该疾病需要的药物给患儿治疗。

对于因病毒感染引发的感冒，医生最好开些缓解症状的药物，以帮助儿童体力尽快恢复。

如果家长理解了病毒感染到底是怎么一回事的话，家长也就应该明白了针对患儿的护理方法。

感冒期间请不要过分依赖药物，而应及时补充水分，保证患儿有充足睡眠以便于其身体和精神的调养，建议此时让孩子食用易于消化的食物，这也很重要。

✚ 知道后才安心
谈谈发热

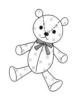

摘要

发热时家长应该怎么做?

◎ 即使在很痛苦的高热中，如果患儿视线不涣散仍可集中且对于玩具仍表现出兴趣的情况下，深夜时家长可以不必带患儿去医院急诊。

◎ 患儿突然高热时，家长可将冰袋放在其颈部周围、腋下、大腿根部降温，使其身体可略感轻松。

◎ 当体温持续上升时，患儿的手脚会变得冰冷，此时，应采取保暖措施；当体温不再上升手脚变暖，此时为缓解因发热带来的不适，请酌情减轻患儿的衣量。

◎ 儿童发热期间，家长要带着责任心和亲情感来关注患儿，仔细观察孩子的状况，同时，传递给患儿"正在被家长照顾"的安心感。

◎ 但是未满3个月的婴儿发热时，请去医院就诊!

发热是身体与病原体作战的防御反应
立刻退热是不妥当的

因为儿童身体状况变化多样，所以会突然发热。特别是夜间发热，时常会导致很多监护者感到焦急不安。

首先，想让大家牢记的是"发热后，立刻去医院开退热药，只要退热了就好"的想法是错误的。

但是请注意：未满 3 个月的婴儿出现发热的情况时，时常会隐藏严重的疾病或发生患儿突然病情加重的情况。未满 3 个月的婴儿发热时，请家长不要犹豫立刻带患儿去医院就诊。

发热是指病原体侵入体内，身体为消灭它而出现的正常反应，这点请大家好好理解。所以，发热后立刻退热的观点是不妥当的。发热是因为激活了消灭人体内对抗病原体的白细胞，导致体温上升，它是身体想要治愈疾病而产生的正常反应。

但是，体温较高，患儿会感到浑身无力，如果无法及时补充水分，会导致患儿体力的进一步消耗。此时服用退热药、用冰袋或冷水袋降温，可以减轻患儿身体不适与痛苦，从而达到防止体力消耗的作用。

如果发生高热持续约 4 日以上时间的情况，请带患儿到医院就诊，此时有必要让医生判断患儿除感冒病毒感染以外，是否还存在其他的致病因素。

发热时应通过观察患儿的意识和面色，以及是否出现痉挛等现象了解患儿疾病的状况

儿童紧急发热时也有必须立刻去医院就诊的情况，请认真核对以下的说明，并采取紧急措施。

首先，需要把握以下两点：

□ 是否意识清晰？（有无痉挛现象）

□ 是否面色不佳？

尽管有些不适，但患儿意识清晰、对周围事物感兴趣、无痉挛等现象、面色较佳并且医院停止营业时，家长首先应该让孩子好好休息，并实施家庭护理以缓解发热引起的患儿不适。

但是，当患儿出现呼喊反应迟钝、面色不佳、唇色较青、痉挛等症状时或未满 3 个月婴儿发热时，请家长不要犹豫立刻带患儿去医院就诊。

小 提 示

发热时家庭护理要点

应对儿童紧急发热的最好方法是用冰袋和冷水袋降温；也可在额头贴退热贴，但其效果有限，相比而言用冰袋和冷水袋是最有效的方法。

有效降温的部位是在大血管流经处如颈部周围、大腿根等部位重点给予降温。

但是，说到底这些都是为了减轻患儿发热带来的痛苦，家长采取的临时处理办法。

退热药也一样。因为退热药不能治愈疾病本身，即使多次服用退热药，疾病本身并不能被治愈。当几个小时后过了退热药的药效，患儿便会再次发热。又因

疾病的症状多种多样，每个人对于退热药的反应效果也不同，所以请给患儿谨慎服用退热药物。

"明明服用了退热药病情还没有好转"，很多人都是因为这点来医院就诊的。但是，当疾病本身不能被治愈的话，这种情况的发生当然就是理所当然的了！

关于发热时要穿多少衣服，通常体温上升时，会出现手脚冰冷并打冷颤的情况，此时请注意给患儿保暖；当体温停止上升，患儿手脚变暖，这时为缓解因发热带来的不适，请家长酌情减少患儿衣服。

✚ 知道后才安心
谈谈发热和退热药

摘要

发热后立即退热这种做法对吗?

◎ 当病原菌进入人体内时,为了给对抗病原菌的白细胞创造更好的工作环境,使人体体温上升。

◎ 发热有抑制病毒增殖的作用(中暑除外)。

◎ 发热是机体的防御反应,家长没必要积极退热。

◎ 尽管发热时体温达到39~40℃,也不会直接影响患儿的脑神经系统。

◎ 体温较高时会出现情绪不佳、无法入睡、无法补充水分的情况,此时应给患儿服用退热药,使其身体感到舒适才是重要的。

◎ 患儿使用退热药后,就算体温在数值上没有下降,因其可以缓解身体的不适症状,仍具有服用退热药物的临床意义。

◎ 尽管高热39~40℃,若患儿状态良好、又能有效补充水分,可以不服用退热药。

发热是身体体温上升杀死病原体的一种反应
切记不要胡乱降温

儿童经常发热,但为什么会发热呢?发热时必须要降温吗?

思考这些问题时,我们需要了解人体结构及人体体温为何上升?

人体在遇到外界病毒细菌等病原体或异物的入侵时,血液成分之一——白细胞就会防御性出动,以消灭入侵的病原体或异物。白细胞是人体内的"警察",有着捕捉并杀死有害物质的作用。白细胞在人体温高于正常温度时开始工作,所以,体温上升的反应是机体保护自身的防御反应,说明此时白细胞正在与病原体或异物斗争呢！

此外，感冒等病毒具有在低温环境更容易繁殖的特点。所以没有必要发热后就立刻降温。如果患儿精神状况良好，能够正常饮食，就算发热在39℃以上也没有必要服用退热药。

但是持续高温，患儿的体力就会被渐渐地消耗掉，请细心观察患儿病情状况。

"40℃的高热不会损害大脑吗？" 经常有家长会问医生这样的问题。患儿的病情不能只由发热的温度判断，即使40℃的高热，若无痉挛现象、意识清晰、面色较佳，患儿也是没有什么大问题的。

但是若患儿体温过高且伴有意识不清晰、浑身无力、面色不佳或与发热症状不同的其他状况出现时，请家长不要犹豫立刻带患儿去医院诊治。

退热药不是治疗疾病的药物
使用它只是为了缓解发热时引起的不适

儿童发热大多是由病毒引发的感冒导致（上呼吸道感染、咽喉炎）。由于针对病毒性感冒还没有非常有效的药物，尽可能缓解病状以及提高自身免疫力才是医治的根本。

发热时若伴有较为强烈的咳嗽、痰多等症状，会导致患儿无法入眠，无法继续正常饮食，此时应服用感冒药（止咳化痰药）以缓解不适，保持平日稳定状态。

同样，使用退热药也是为了缓解患儿的不适。体温过高会导致患儿情绪不佳、精神恍惚、无法正常饮食甚至无法入眠。

因发热导致患儿身体强烈不适时，应积极地使用退热药，使体温稍下降，消除不适症状。这样就能够让患儿保持正常进食，有效地补充水分，减少自身体力消耗，而逐渐康复起来。

退热药不是治疗疾病本身的药物，服用它是为了能够阻止体内引起发热的物质流动。短暂性降温的退热药服用后，体温有时可以降到人体正常体温值，但在病情严重的情况下，很难发挥有效的降温作用。

因为退热药是短暂性缓解症状的药物，所以退热药的使用目的不是恢复到正常体温，而是使身体感到轻松，大多数情况下退热药可以帮助患儿恢复精力，更好地补充水分，但实际上，它并没有彻底的降温作用。

退热药有口服和肛栓用两种剂型
请勿随意使用，一定要遵守使用说明，注意用量

退热药分为口服药和肛栓药两种，由于成分相同，因此，药效也基本一样。但是对于体温过高浑身无力的患儿来说，服用口服药相对来说较为困难，此时使用肛栓药就会方便很多，就诊时可以向医生表明患儿所需药物的类型。

因为儿童退热药的用量是依据体重决定的，所以家族兄弟姐妹之间随意使用退热药可能会产生意想不到的不良反应，请一定要注意！

服用药物后，间隔6~8小时之后再服用第二次。用法一定要遵守使用说明，并且注意药物使用剂量。

发热体温过高时请家长切忌慌乱！请充分了解其他症状，判断患儿是否应立刻去医院就诊。为了保证患儿的休息时间以及充足的睡眠，请家长选择在合适的时间带患儿去医院就诊，这也是保护自己孩子健康的第一步。

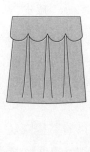
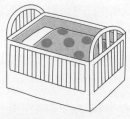

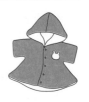

✚ 知道后才安心

谈谈流感

摘要　**流感是什么样的疾病?**

◎ 其临床特征是突然出现体温在38℃以上的发热、头痛、关节痛、肌肉酸痛等症状。

◎ 发热刚开始时，由于体内流感病毒数量不多，化验时无法检测出病毒感染的情况也时有发生。

◎ 一般发热24小时后，就可以准确地判断出是否为流感病毒感染。

◎ 治疗流感的药物能够缩短发热的时间，但其能够预防流行性脑膜炎的说法是毫无医学根据的。

◎ 流感病毒感染虽然不使用药物就可痊愈，但接种疫苗预防感染还是非常重要的。

突然出现发热、头痛、关节痛、肌肉酸痛等全身的症状

感冒是由各种各样的病毒引起，普通感冒大多是以发热、咳嗽、流鼻涕、咽喉痛、打喷嚏等上呼吸道的症状为中心。流感病毒也是引发感冒的一种病毒，但是其特征是突然出现38℃以上的发热、头痛、关节痛、肌肉酸痛等症状。

流感和由一般病毒引发的感冒一样，会出现咽喉痛、流鼻涕、咳嗽等症状，严重的并发症可能会导致急性病毒性脑炎。

老年人及免疫力低下人群可能会并发肺炎等较为严重的疾病，所以请务必留心！流感病毒比一般病毒的感染力强，特别是在每年的秋冬11月到次年3月左右流行，此时儿童易感染该病毒。

治疗流感的药物不能预防流行性脑膜炎

流感的并发症中最令人担忧的就是流行性脑膜炎。流行性脑膜炎是以流感病毒感染为契机，快速地在人脑内产生免疫反应，恶化人的意识状态，严重的时候甚至可以夺去患儿生命。但流行性脑膜炎是怎样发病的？这个问题到现在还不能清楚明白。在流感病毒早期就诊并尽早服用治疗流感的药物就可以预防流行性脑膜炎，这一说法在目前是不存在的。

尽管这样，判断患儿是否为脑膜炎，积极针对脑膜炎进行治疗是非常重要的。关于流行性脑膜炎，一方面，不治疗的情况下，在过去死亡率达 30%，这些年改善为 8%~9%。另一方面，留有后遗症的儿童约为 25%，过去与现在几乎没有变化，所以流感是严重的疾病这一观点并没有改变。

已经陈述过很多次，我们必须清楚地认识到，即使在流感病毒早期就诊并尽早尽快地开始针对流感的治疗，也不能预防流行性脑膜炎的发生。

一般发热后未足 12~24 小时（大致时间），很难明确诊断流感

关于流感的诊断，有以下方法：①分离病毒检测法；②从血液中检出针对流感产生的抗体；③检测病毒 DNA 的增殖；④检测流感抗原的迅速诊断法等。

一般常用方法是检测流感抗原的迅速诊断法。用棉签蘸取鼻腔内部的鼻黏膜上的黏液（检体）于检测装置进行诊断，10~15 分钟便可得出诊断结果。若快速诊断法的结果为阳性，则必然为体内病毒量迅速增加所致。尽管感染了流感，刚发热不久时病毒量没有迅速增加，因此，也会导致检查结果为阴性。

发热 12~24 小时后体内病毒量迅速增加，快速检查法结果为阳性便可确

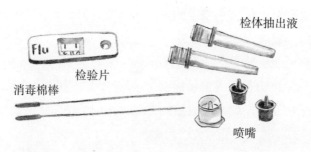

图1-2　流感的迅速诊断装置

诊。请一定要清楚认识到发热 24 小时后检查结果才可靠。"发热后担心是流感，便立刻想要检查"，抱着这样想法来医院就诊的患者不少，但如果患儿意识状态清晰，又可很好地补充水分时，家长应首先对患儿进行物理降温，再仔细观察患儿的病情发展。

刚发热不久后去医院就诊，就算是流感病毒感染检查的结果也可能为阴性，因此，次日必须重新再去医院检查。

发热期间要尽可能好好休养，这对于患儿恢复体力是很重要的，因此，不管是不是流感病毒感染，都应该首先在发病后 24 小时内密切观察患儿病情变化。

但是如果患儿意识不清晰、痉挛、面色不佳、无法补充水分、全身状态不佳时，请立刻带患儿去医院就诊。

在发热后 48 小时内服用抗流感病毒的药物，可缩短发热的时间

尽管有很多种治疗流感的药物，但流感不是不服用药物就治不好的疾病。其实，流感大多是靠自身的免疫力自然痊愈。

在发热后 48 小时内服用治疗流感病毒的药物，可以抑制流感病毒的增殖，其效果可使发热时间缩短数日。如前所述需要注意的是，因使用了治疗流感的药物就可以预防严重的脑膜炎并发症，这一说法是不存在的。

治疗流感药物的种类

奥司他韦（达菲）——内服药（干糖浆、胶囊 服用 5 日，每日 2 次）

　★原则上 10 岁以上的未成年人禁止使用。未满 9 岁也可以使用，但是可能有出现异常行为的危险，儿童不能使用成人的用量。

扎那米韦（瑞乐砂）——吸入剂（服用 5 日，每日 2 次）

帕拉米韦——点滴注射药（仅限 1 次）

拉尼米韦——吸入剂（仅限 1 次）

　★目前较常使用的以上 4 种药物，依据年龄、身体状况等情况或症状询问医生后选择适合的药物。

认为可能是流感病毒感染时，首先应 24 小时内密切观察病情的发展，如果没办法退热的话，请去医院就诊诊察。

如果检查结果为阳性，只需服用相应的治疗流感病毒的药物即可。若无严重的症状时，发热后 24~48 小时内去医院就诊，开始进行治疗是最佳的方法。

接种疫苗预防感染是非常重要的
推测可能感染病毒后要密切观察病情变化与及时就诊

对于流感病毒，最重要的是判断"没有感染"和"有没有预防"。所有大众尽可能接种流感疫苗预防流感，以减少流感发生是非常有必要的。流感患者的发病数量减少，必然会使因流感病毒感染而导致重症疾病患者数量的减少。

另外，如果怀疑自己可能感染了流感，请仔细确认以下几点：意识是否清晰？能否补充水分？是否发生痉挛？面色是否不佳？有无重症疾病的征兆？如果有以上某种征兆，请一定要去医院就诊。如有类似于发热感冒等症状但身体状态良好时，首先请仔细观察 24 小时，之后去医院就诊，用快速诊断法判断是否为流感，就可以顺畅地进行治疗了。另外需要强调，即使服用了治疗流感的药物，也要让患儿补充水分、好好休养以便早日恢复，这一点请不要忘记。

✚ 知道后才安心

谈谈呼吸道合胞病毒感染症

摘要
呼吸道合胞病毒（RSV）感染是什么样的疾病？

◎ RSV是冬季引发感冒的代表性病毒。

◎ 不足1岁的婴儿中50%~70%会感染该病毒。到了2岁几乎所有幼儿都会感染，成年后也会多次感染。

◎ 自发病前的4~5日（潜伏期）开始至发病后的10～14日患儿会排出该病毒。

◎ 不足1岁的婴儿除了感冒的症状，还会引起呼吸困难（哮鸣音、呼吸加速、胸闷、呼吸暂停）等症状，特别是出生后未满3个月的婴儿出现发绀、没有呼吸等症状，可能导致病情重症化。

◎ 心脏肺部有疾病的幼儿、早产儿、出生后体型较小的婴儿感染该病毒后容易重症化，请格外加以注意。

◎ 儿童超过2岁后，大多以单纯的感冒结束。

未满 1 岁的婴儿感染 RSV（呼吸道合胞病毒）后极易病情恶化 到了 2 岁几乎所有幼儿都会感染该病毒

呼吸道合胞病毒肺炎，即 respiratory syncytial virus pneumonia（RS 病毒肺炎）。RSV 是一种感染后不论年龄，都会引发感冒等症状的病毒。

因新生儿、婴幼儿（特别是未满 1 岁）感染 RSV 后极易引起严重的症状，所以这是我们需要特别引起重视的病毒。出生后体重较轻或心脏肺部有疾病的婴儿以及免疫系统不健全的婴幼儿重症化的风险极高。在晚秋-冬季-早春流行易感染，不同年份流行的时期和程度也不同。

2 岁以上的幼儿大多以"鼻感冒"（症状为打喷嚏流鼻涕的感冒）结束，但未满 1 岁特别是出生后未满 3 个月的婴幼儿，有可能会发生重症化的情况，请一定要十分注意。

常有家长因 RSV 易在托儿所内流行而十分担心，到医院就诊问询。家长首先有必要判断下幼儿的年龄，是否为感染 RSV 后极易导致重症化的年龄。

1 岁过后一般重症化的风险会降低。不足 1 岁的婴儿中 50% ~ 70% 会感染该病毒（到了 2 岁几乎所有人都会感染一次该病毒）。

并且该病毒的特征是会反复感染，各地都有因感冒病毒而反复感染的人，年龄稍大的儿童或成人感染该病毒后只会引起流鼻涕打喷嚏等症状。

主要症状为咳嗽或流鼻涕、发热等感冒症状
有时会导致肺炎，支气管炎等

RSV 感染会产生感冒症状。RSV 通过接触患者咳嗽的飞沫、鼻涕等传播（飞沫、接触感染），经过 4~5 日的潜伏期后会出现咳嗽、流鼻涕、发热等症状。发病前的 4~5 日（潜伏期）开始至发病后的 10~14 日患者会排出该病毒，有时这段时间会持续 1 个月。

需要格外注意的是，当患儿出现呼吸时有较大的气喘声、面色差、唇色发绀、胸闷、难以呼吸、呼吸紧促、呼吸频率急速增加等症状，当有以上某种症状时，有可能是因 RS 病毒而引发了肺炎、支气管炎、细支气管炎等重症疾病。

引发肺炎、支气管炎、气管炎时，医生会根据情况应采取吸入氧气、打点滴等措施，必要时患儿需住院观察，请家长务必关注。

出生后未满 3 个月的婴儿，有可能不会出现典型患病症状，有可能会出

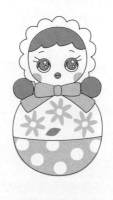

现厌奶、没有精神浑身无力的情况，也可能会出现呼吸停止，皮肤颜色出现紫斑等症状。呼吸停止的症状是关乎生命的严重症状，请家长务必要细心留意。

1岁以上的幼儿较少发生重症化
没必要立刻就诊检查

RSV 的诊断方式是——用棉签蘸取鼻腔内部的鼻黏膜上的黏液（检体）置于检测装置进行诊断。15 分钟便可得出诊断结果。

但并不是所有疑似 RSV 感染症的幼儿都需要进行该病毒的诊断。只是出生后 1~2 个月的新生儿疑似患有 RSV 感染症，又有可能会出现呼吸停止等严重的危险时，需要提前考虑重症化的情况，有必要选择住院进行观察和积极地进行检查。此外，若出现需要住院的严重症状时也一定要及时检查。

因为对于 1 岁以上的幼儿来说，重症化的风险较低，也没有特别的治疗办法，所以确定治疗方案后，基本没有必要用快速检查法再准确确定出感染病毒就是呼吸道合胞病毒。

没有有效的药物
基本治疗方法为退热祛痰等

没有对于 RSV 本身有效果的抗病毒药物。对于重症化风险较低的 1 岁以上的幼儿来说，因为治疗方案与其他病毒引发的感冒或支气管炎一样，所以，家长没有必要太积极地看医生诊治。

治疗方法只能依靠自身免疫力，等待身体自然恢复，因此，要服用可以帮助恢复体力的药物，利用吸氧等装置改善呼吸状态，服用祛痰药和退热剂，采用物理学疗法（采取容易排除痰浊的体位、吸痰）进行治疗。

前面也提到过，出生后 1~2 个月的婴儿感染该病毒后有重症化的可能，需要进行 RSV 的快速诊察法。针对重症化风险较高的儿童，我们认为可以给予一些能够预防感染的药物（呼吸道合胞体病毒单抗），此药物适用人群仅限早产儿（有详细的规定——胎龄在 37 足周以前出生的活产婴儿）和患有慢性肺炎或先天性心脏病的婴幼儿。

预防的基本方法是，勤洗手和使用口罩。

确认幼儿是否满 1 岁
确认是否有重症化的风险

在幼儿园、托儿所内易流行 RSV，请务必仔细确认儿童的年龄以及是否有重症化的风险（早产儿、患有肺部疾病或心脏病的儿童）。

请仔细确认是否为容易重症化的年龄段（未满 1 岁、特别是出生后未满 3 个月），是否有重症化风险（早产儿、患有肺部疾病或心脏病的儿童），家长不要慌张，请去医院就诊。

✚ 知道后才安心

谈谈溶血性链球菌感染症

摘要

溶血性链球菌感染症是什么样的疾病?

◎ 溶血性链球菌感染症是由细菌感染引发的疾病。

◎ 主要表现为咽喉发炎或扁桃体发炎、发热、咽喉痛、发疹等。

◎ 可通过空气中的飞沫进入口腔而感染（飞沫感染）。

◎ 为了预防严重的并发症——风湿热，需要服用抗生素7~10日。

◎ 服用抗生素24小时后，如果身体状况良好，就可以正常上学了。

◎ 极少情况下在感染后的1~2周内会引发急性肾小球肾炎（简称肾炎）。

溶血性链球菌是一种细菌，可以引起咽喉炎、呼吸道炎症等各种各样的疾病

溶血性链球菌感染症是因溶血性链球菌感染而引发的疾病。

溶血性链球菌有很多种类，其中最易发生且为大家所熟知的是"A 族乙型溶血性链球菌"。我们说的溶血性链球菌感染症，可以认为是由 A 族乙型溶血性链球菌感染引发。

A 族乙型溶血性链球菌是造成呼吸道炎症、咽喉炎、皮肤以及皮下组织感染的常见致病细菌，会引发各种各样的症状。

作为常见细菌，我们来介绍以下几点：

A 族乙型溶血性链球菌感染后会出现的疾病

• 急性咽喉炎（咽喉炎症）、脓疱病（皮肤炎症）、蜂窝织炎（皮下组织炎症）、猩红热（全身皮肤出现病症、关节炎、手脚疼痛等）。

<此外，会产生的疾病>

• 中耳炎、肺炎、化脓性关节炎、骨髓炎（骨头内部的疾病）、脑脊髓膜炎（在脑膜、脊髓膜周围引发的炎症）等。

<不是细菌感染引发的，是感染后免疫应答反应产生的疾病>

• 风湿热（在关节、心脏、血管、神经等处引发的炎症），溶血性链球菌感染后的急性肾小球肾炎等。

学童期的儿童最易感染　3 岁以下感染病例较少的疾病

溶血性链球菌感染症的特征为学童期的儿童最易感染，3 岁以下的婴幼儿或成人感染病例较少。

根据（日本）学校安全保健法，疾病在学校流行的情况下，必要时校长应听取校医的意见，该疾病作为学校感染症中的第三类感染症，可以采取停课的措施。

大多数的幼儿园以及学校的入校许可证上都有记载，停课期间是指治疗开始的 24 小时后直至身体痊愈。

通过唾液等感染
在学校或幼儿园、家庭等场所易感染

通过接触唾液进入口腔导致疾病的感染，我们称为飞沫感染。该疾病常在集体生活的托儿所、幼儿园、学校以及家庭内感染。

报道显示，健康人群中也有 30% 的人携带链球菌（带菌者），但是极少通过健康的带菌者传播。咽喉的检查中，"携带溶血性链球菌 = 溶血性链球菌感染症"这一观点是错误的，要结合其他症状进行鉴别诊断。

溶血性链球菌感染症的潜伏期为 2~5 日，但无法确定潜伏期内是否有传染性。发病症状大多为发热、全身疲倦、咽喉痛等。

有时咽喉会出现红色血点，舌头上会出现像草莓表面一样的粒状物。并发症可有肺炎、脑脊髓膜炎、败血症，其他还有风湿热、急性肾小球肾炎等。

快速检查、培养检查、抗体检查等三种检查方式结合发病症状进行诊断

该疾病有很多种诊断方法，下面介绍几种准确的诊断方法。

- **快速检查：** 方法为擦拭咽喉确定是否有链球菌感染，根据细菌的蛋白质反应进行诊断（用医院的棉棒擦拭咽喉，便可得出结果的一种诊断方式）。
- **培养检查：** 方法为用棉棒蘸取咽喉表面黏液后进行培养，确定是否存在细菌（由于要与专门的检查机构联系，该检查方法较为花费时间）。
- **抗体检查：** 方法为检查血液中抗体数量是否上升（由于要与专门的检查机构联系，该检查方法较为花费时间）。

下面具体为大家介绍以上的诊断方法。

< 快速检查 >

下图为快速检查的检查装置，当细菌为链球菌属的其他种类细菌时，结果也可为阳性，细菌数量较少时，结果也可能为阴性。此外，咽喉内携带该细菌也可导致检查结果为阳性，因此要结合病症进行判断。

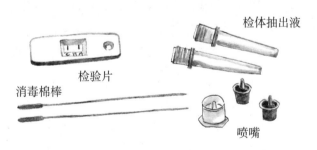

检体抽出液

检验片

消毒棉棒

喷嘴

图1-3　溶血性链球菌感染症的快速检查装置

< 培养检查 >

若就诊前（检查前）服用抗生药，即使是溶血性链球菌感染症也较难通过溶血性链球菌的培养检查法检测出细菌（因为服用抗生素 12~24 小时后进行咽喉培养时，溶血性链球菌无法在使细菌增殖的培养基中增殖）。

即使是健康的人群，在咽喉或鼻部也有可能携带 A 族溶血性链球菌。在

咽喉培养中即使检测出 A 族溶血性链球菌，当细菌数量较少时，可能不是引发病症（发热）的微生物。报告显示即使身体健康仍有 15%~30% 的儿童携带溶血性链球菌，因此要结合症状进行诊断。

< 检查血液中抗体（ASO、ASK）数量是否上升的方法 >

感染溶血性链球菌后，人体内某种蛋白质（ASO、ASK）的数量会上升。通过检测某种蛋白质数量的上升判断患者是否感染了溶血性链球菌。

ASO 等物质通常在感染后 1~2 周数量上升。因此在突发期间的检查是无效的。

ASO 等物质在感染溶血性链球菌 3~5 周后（大约 4 周）数量达到最高峰。之后大多在 2~3 个月可恢复到正常值。结合症状以及各种检查的特征可进行准确的诊断。

溶血性链球菌感染症的治疗需要服用抗生素
准确按照规定的次数及天数服用

可服用青霉素系列抗生素（阿莫西林、氨苄西林属）。服用青霉素系列的抗生素发生过敏反应的患者可以服用红霉素（阿奇霉素等）、克拉红霉素（克拉霉素、克拉仙等）、头孢菌素类抗生素（头孢妥仑匹酯、头孢卡品酯等）。为了预防风湿热、急性肾小球肾炎等通过人体免疫复合物产生形成的并发症，青霉素系列抗生素至少服用 10 日，头孢菌素类抗生素至少服用 7 日。

关于预防，避免与患者共用勺子等餐具和飞沫接触等较为亲近的接触是最重要的，坚持做好漱口和洗手、使用口罩等一般的预防方法也是非常重要的。

进行尿检对于早期发现
溶血性链球菌感染后的急性肾小球肾炎是没有意义的

常听到家长说"感染溶血性链球菌后不尿检可以吗？"在感染溶血性链球菌后，体内发生免疫反应，其结果会对人体的肾脏产生影响，就可能会导致"溶血性链球菌感染后的急性肾小球肾炎"发生，患儿出现尿量减少、尿呈茶色、面部手脚水肿等的症状。

总的来说，感染溶血性链球菌后，为了早期发现"溶血性链球菌感染后的急性肾小球肾炎"进行尿检是没有意义的。

关于需要治疗的"溶链菌感染后的急性肾小球肾炎"其症状大多数是非常明显的。仔细观察并确认是否出现尿量减少、尿呈茶色、面部手脚水肿等症状是非常重要的。若出现以上症状请去医院就诊，及时进行诊断和治疗是非常必要的。

溶血性链球菌感染后的1~4周内请家长仔细观察患儿尿量、尿色的变化，以及手脚及面部是否水肿吧。

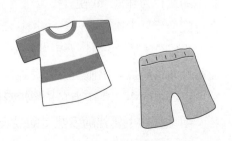

✚ 知道后才安心

谈谈咽结膜热（游泳池热）

摘要

什么是咽结膜热?

◎ 咽结膜热是腺病毒引起的，腺病毒的种类大约有50种，所以存在反复多次感染的可能性。

◎ 即使感染了腺病毒，也并不意味着所有人都患咽结膜热（游泳池热）。

◎ 根据学校保健安全法导致禁止入校时，一定要对儿童是否发热，咽喉以及眼睛的症状这三点进行确认检查。

◎ 发热等症状可能会持续5日左右。

◎ 因为没有针对治疗的有效药物，所以，进行补充水分及退热等对症治疗。

在腺病毒感染症中，最常见的是咽结膜热（游泳池热）

现在，腺病毒里已知的病毒大约有 50 种，按 A~F 类进行了分类。每一个病毒都带有号码，病毒种类的不同所引起的症状也不同。

另外，根据感染者的状态，会出现的病情也是不一样的。潜伏期有 5~7 日。感染的途径为唾液、粪便直接接触等。此病很难预防，再加上种类繁多的原因，有可能会反复多次感染。

当感染上腺病毒时，会引发肺炎、上气道炎、咽喉炎、咽结膜热（游泳池热）、流行性角结膜炎、出血性膀胱炎等各式各样的病症。

这些炎症中，我认为家长经常听到的是咽结膜热（游泳池热）。

咽结膜热主要伴随发热、咽喉炎症、眼屎、眼睛充血等症状。因为在游泳池里感染比较多，所以在日本又称为"游泳池热"。该病会引发发热、头疼、食欲不振、有疲惫感，因咽喉炎产生的嗓子疼痛，结膜炎引发的眼睛充血、眼睛疼痛、眼屎等症状，一般会持续3~5日。

咽结膜热是学校常见的传染病之一
当患儿症状完全恢复2日以后再开始上学

该病的诊断是根据症状及流行状况进行初步判断，或用棉棒擦拭咽喉处，再将擦拭咽头的液体进行快速检测，或者根据血液检查进行明确诊断。

根据学校保健安全法，咽结膜热（游泳池热）属于学校传染病的一种，当出现病症时，患儿会停止上学。症状恢复2日以后即可继续上学。

问题在于，即使咽头的擦拭液体在快速检查中显示为阳性，其症状有可能只是咽喉的症状和发热的症状，这些表现还不能确定为咽结膜热。

下面详细谈谈，关于传染病防治法中记载的咽结膜热的定义。

根据医生的判断，并从症状及观察结果来看疑似该疾病，确诊还需满足以下两个条件：

（1）发热 · 咽部红肿

（2）结膜充血

即使并不一定满足上述标准，也可以根据诊断医生的临床经验，从症状及观察结果来看疑似该疾病，且通过病原体诊断或血清学的诊断确定该疾病。

以上为咽结膜热的定义。

根据定义，仅发热和咽部红肿，都是不能诊断患儿为咽结膜热（游泳池热）。这个时候医生不需要给患者提供停止上课通知，更不需要提供病情恢复后的返校许可证。

但是，病情会随着时间产生变化。即便就诊时仅发现发热及咽喉的症状，随着时间推移，请注意也可能接着会出现眼部症状。

没有治疗该疾病的药物，基本的治疗方法是使用缓和症状的药物

腺病毒感染病中，不管是咽炎还是咽结膜热都是因为病毒感染所引起，它没有根本性的治疗药物。大多情况下发热会持续5日左右，请家长耐心地

让孩子每日摄取必需的水分，使用退热药缓解症状，等待患儿自身的免疫力对抗疾病，促进身体的恢复。

如果患儿出现持续发热身体十分疲乏，或者呼吸的方式很反常等情况，请家长尽早带患儿去医院就诊。

✚ 知道后才安心

谈谈疱疹性咽峡炎和手足口病

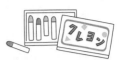

💗 摘要

什么是疱疹性咽峡炎和手足口病?

◎ 疱疹性咽峡炎是夏天比较流行的肠道病毒感染所引发的，换句话说就是口腔炎或者咽喉炎突发高热的感冒。

◎ 手足口病也是因为病毒感染引起手、足、口腔、屁股、膝盖等地方长出水疱，但并没有引起发热。

◎ 并没有特别针对疱疹性咽峡炎与手足口病的有效药物，只能通过多补充水分并使用退热、止疼药来进行治疗。

◎ 如果没有发热并可以保证充足的饮食，去学校上学是可以的。

极少情况下出现高危重症发生的可能，如有强烈的头疼或者呕吐，意识模糊不清，脸色十分难看，或者胸部疼痛的情况，请立即去医院就诊。

在夏季比较流行的疾病，一般 4 岁及以下的儿童为多发群体，特点是起水疱并伴随疼痛

疱疹性咽峡炎的特点是口腔黏膜中出现水疱疹，并伴随疼痛。疱疹性咽峡炎以这个名字本意来理解的话 "疱疹性 = 水疱""咽峡炎 = 疼痛"，合在一起就是因为咽喉特别疼痛所引起咽峡部的水疱疹称为 "疱疹性咽峡炎"。

大多数场合下是因为感染了肠道病毒菌属中的 A 类柯萨奇病毒。

其特点是夏季比较流行。

该疾病常见于 4 岁及以下的儿童。最多发生在 1 岁儿童,随后顺序为 2 岁、3 岁、4 岁、0 岁。

手足口病也同样是肠道病毒菌属中的传染病。在咽喉、手脚、屁股、膝盖等地方容易起水疱，并不会发高热，属于常见且较轻的疾病。

即便疱疹性咽峡炎及手足口病没有特别明显的症状，我们也可以认为夏季热性疾病基本都是因肠道病毒感染所引起的。

肠道病毒菌属是小核糖核酸病毒科目中多数病毒的总称，包含脊髓灰质炎病毒、A 类柯萨奇病毒、B 类柯萨奇病毒、埃可病毒、肠道病毒等多种病毒。同一患儿可反复多次发生本病，也可以是由不同类型的病毒所引起。

通过喷嚏、唾液以及粪便感染
感染多发于幼儿园及托儿所

有通过喷嚏及唾液产生的飞沫和接触而被感染，也有通过大便中排泄出的病毒进入口中而引发的粪—口感染。

特别是在幼儿园和托儿所，儿童之间有较多接触机会，很容易发生集体感染。急性期间排泄出的病毒具有很强的感染性，即便肠道病毒感染恢复后2~4 周之内，依然可以在患儿的大便中检测出病毒。

出现皮疹或者发热的临床表现
极少情况下可以合并脑膜炎及脑炎

患儿感染后 2~4 日为疾病的潜伏期，之后症状才会显现出来。

疱疹性咽峡炎是由肠道病毒引起的，以急性发热和咽峡黏膜处的疱疹溃疡为表现症状。在口腔咽喉的上方部位（软腭，上颚弓）有直径 1~2 mm 水疱疹，大的可以有 5 mm 左右的红肿，中心部分伴有较小水肿。如果水肿破了的话，就会变成浅溃疡并会有疼痛。急性发热大概会持续 2~4 日，退热后过些日子咽峡黏膜处的疹子便会消失。

手足口病会在手心、指间、脚趾缝隙、膝盖、屁股等地方出现水疱般的疹子。大约 1/3 的人会发热，但大多数情况下体温都不会太高。

疱疹性咽峡炎、手足口病以及被称为“夏感冒”的肠胃病毒感染等疾病症状中，虽然极少发生，但依然存在合并脑膜炎（剧烈头疼、呕吐）、脑炎（意识模糊、站不稳）、急性心肌炎（脸色不佳、胸闷、呼吸困难）等疾病的发生，请家长们认真观察、认真对待。

没有特别有效的药
缓解咽喉疼痛、退热、预防脱水症状而补充水分来对症处理

抗病毒感染是没有特殊且有效的药物。咽喉疼痛是因为没有摄取足够水分，为了防止脱水症状的发生，要经常补充水分，或者使用一些缓解症状的退热药。接下来就是大家共同等待患儿靠自身的免疫力来完成治愈。

小 提 示
关于疱疹性咽峡炎和咽结膜热（游泳池热）的上学问题

症状即便恢复以后，很长的一段时间内，病毒依然会在患儿排泄出的大便中存在。因此，患儿光在急性期间停止去学校，并不能阻止学校、幼儿园及托儿所发生流行传染。

疱疹性咽峡炎及咽结膜热大部分都是较轻的病情。关于上学的问题，相比防止传染他人的目的，不如根据患儿本身的状态来进行上学与否的判断。

因此，在患儿发热完全退了，并且，食欲恢复正常的情况下去学校是没有问题的。

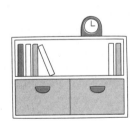

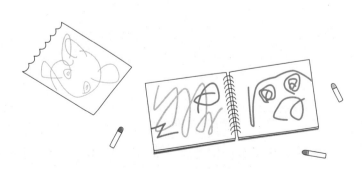

✚ 知道后才安心
谈谈脓疱病

摘要　**什么是脓疱病?**

◎ 脓疱病是指细菌感染到皮肤后会起水疱或者疮痂。在"脓疱病"的体质下会到处都起水疱或者疮痂,接下来范围还会越来越大。

◎ 针对症状会使用一些加有抗生素的软膏或者口服药物。

◎ 因为会传染给别人,所以要避免和他人共用的毛巾或者去游泳池。

◎ 关键的治疗是"预防"和"在脓疱病没有扩散时"。

如果挠破的地方感染细菌的话
水疱或者疮痂会扩散的范围越来越广

脓疱病是皮肤因为擦伤或者被虫叮咬,湿疹,痱子等被挠破了之后产生的伤疤感染了细菌,从而产生了红肿、水疱或者脓痂疹的发生。

别名又称为"传染性脓痂疹",因为脓疱具有容易传的特性因而得名。

像特发性皮炎患者那样,这是因皮肤的屏障功能下降从而容易感染的疾病。

常见的病因是金黄色葡萄球菌和连锁球菌这样的细菌感染。

脓疱病的水疱或者脓痂疹中都含有细菌,水疱破了后流出的液体接触了周围的皮肤,周围皮肤就会产生新的水疱或者脓痂疹。

更甚者,含有细菌的手触碰了身体其他部位,那块也会同样产生新的疹子,瞬间扩散至全身。请注意脓疱病会传染给其他的人。

涂抹抗生素进行治疗
特别痒的时候可以使用抗组胺药物

症状较轻或者范围并没有特别广泛的时候,使用含有抗生素的涂抹药涂抹。当全身脓疱病范围较大的时候可以多涂些涂抹药，建议抗生素采用口服，一般服用5~7日为1个疗程。

治疗开始的前2~3日，先要做关于治疗的效果是否确切的判定。若疗效不显著的时候，根据皮肤细菌培养的检查结果来更换合理抗生素的种类。

特别痒的时候，也可以使用止痒药（抗组胺药）。

病原学病因是由金黄色葡萄球菌或连锁球菌组成，但其引发其他疾病是非常罕见的。

典型的代表疾病有葡萄球菌皮肤烫伤样综合征（别名SSSS：four‑S），这个病例是由于金黄色葡萄球菌所生产出来的细菌毒素进入人体的血液形成的。发高热时皮肤出现类似烧伤般的红肿或水肿，皮肤会因为触碰导致脱落，并伴随剧烈疼痛，多数需要住院治疗。

脓疱病的治疗措施得当的话，必须是用药物牢牢地控制住病菌，这样才可以起到很好地预防病情扩散的作用。

小 提 示
脓疱病的家庭护理和游泳池须知

在浴室里洗澡时，将香皂打起泡沫，轻轻地清洗感染的部位。将病菌清洗掉，让皮肤保持清洁，这样就不会传染到身体的其他部位，并可尽快地治疗感染部位。

注意不要传染给家人，尽量不要共同使用一条毛巾或衣物。

可以用纱布和绷带等包裹住感染部位，尽量不要让其触碰到其他地方，但并不影响孩子去幼儿园或者学校。但是不排除幼儿园或者学校可能会有其独自的规定（如患有传染性疾病可以在家休养等规定），请遵守学校的规定。

在感染部位没有完全结疮痂的时候是绝对不允许进入游泳池的。

平常将指甲剪短，防止抠烂伤疤是非常重要的。并且，每日要养成用香皂洗手的习惯。

以上的内容请记在脑海中，防止脓疱病的扩散，正确处理脓疱病。抓紧去医院诊治，确认皮肤状况，选择自身合适的医疗方案。

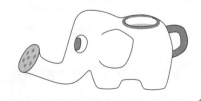

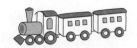

✚ 知道后才安心
谈谈支原体感染

摘要

什么是支原体感染？

◎ 支原体感染会引发感冒、肺炎以及支气管炎。

◎ 5~12岁的孩子是好发群体。

◎ 咳嗽产生的唾沫被吸入，或者与患者亲密接触都有可能被感染。

◎ 从感染到发病，有2~3周的潜伏期。

◎ 感染的患者当中有3%~5%患有肺炎，发热过后会有强烈的无痰性干咳。

◎ 治疗过程中第一推荐选择大环内酯类抗生素（克拉霉素等）。

◎ 主要靠自然恢复即可，并非一定要使用抗生素。最重要的是补充水分和营养，注意休息，迅速恢复体力。

支原体是引起感冒或者肺炎等疾病的病原体之一

支原体是引起感冒、肺炎以及支气管炎等疾病的病原体之一。但是，它与一般的细菌相比构造稍有不同，一般的细菌是由细胞膜和细胞壁组成，而支原体没有细胞壁，只由细胞膜组成。这样的构造可以很好与其他细菌进行区分，所以即使使用抗生素也必须使用特殊且有效的抗生素。它也不像病毒那样，不是借助其他生物的细胞来繁殖，而是自身具有繁殖能力。

支原体感染会出现咳嗽、咽喉疼痛、恶心等感冒症状

支原体感染会出现咳嗽、咽喉疼痛、头痛、恶心、呕吐、腹泻、腹痛等感冒症状，这些大多类似较轻的感冒症状表现，但其实跟感冒无关。如合并

有上呼吸道炎、肺炎、支气管炎、肠炎的病状还会有诱发脑膜炎和脑炎的危险。

我认为支原体并不是直接让身体恶化，而是利用感染者体内的免疫反应间接地引发症状。咳嗽的典型特征是无痰并且持续干咳，幼儿至儿童，特别5~12岁为多发群体。

感染的途径为吸入了患者咳嗽产生的唾液或者与患者亲密接触。从感染到发病的潜伏期较长，有2~3周。

目前支原体的诊断有两种，且准确度较低，并没有太多可信度

支原体感染的诊断

检测方法1　当支原体感染后人体内的IgM抗体便会开始上升（杀死自身体内病原体的物质）。

检测方法2　从擦拭咽喉的液体中检测出支原体DNA表达的增长。

但是，这些检查无论哪个准确度都较低，并不是很有可信度。理由如下。

•IgM检测迅速检查对于前期诊断并没有效果的理由

支原体感染及繁衍需要2~3周的时间。这之后，感染者体内识别到支原体后免疫系统才会发生应答反应。这期间便会导致肺炎的发生。接下来，迟到的IgM抗体会每日不断地上升。所以支原体肺炎感染初期阶段IgM并不一定可以检测出来。

小 提 示
支原体感染一定会引起肺炎的发生吗

患有肺炎的患儿只占到支原体感染者的3%~5%。其中婴儿及儿童更容易引起肺炎，因为免疫功能较弱，且反复多次感染的可能也是存在的。

支原体肺炎的典型症状是感染后会发热，渐渐地咳嗽加重。我认为支原体并不是直接恶化了人体的组织，而是破坏人体的免疫系统。

支原体也称为"活性氧"，在人体内产生伤害人体的物质，然后沉积在肺或支气管的组织中起到损伤组织的作用。

即便患儿合并重症肺炎，支原体也并不会直接对人体产生作用，而是对感染者自身的免疫系统产生作用。

在查出 IgM 的支原体迅速检查里，感染初期阶段支原体 IgM 有可能并没有上升，所以早期诊断起来会非常的困难。

并且对于成人而言，这个 IgM 抗体的反应会非常弱甚至有可能几乎没有，所以并不一定能检测出来。相反，因为儿童的抗体反应较强且长期持续存在，实际感染开始后很长的一段时间都可以持续检测出 IgM 抗体的存在。

以上几点可以得出，IgM 检测快速检查中，存在支原体感染但是检测结果却为"阴性（未感染）"，或者过去感染过这次并未感染，但检测结果却为"阳性（感染）"的可能，所以检查并不一定是正确的。

• 支原体 DNA 检查对于早期诊断并没有效果的理由

另一个快速检查的办法是，使用从咽喉中采取的检查体，但并不是抗体，便可以迅速检测出支原体的 DNA。因为支原体跟随唾液等到达人体的支气管或肺，之后增殖的支原体引发肺炎。

原理上，支原体是不会在咽头、扁桃体等上呼吸道部位凶猛增殖的。这些部位如果检测到支原体的话，可能是因为痰或者咳嗽残留下来的，或者可以这么理解，上呼吸道部位存在的支原体病菌数量是非常少的。

原本是支原体引发的肺炎。哪怕从咽头中提取出的检查体基本没有细菌，检查结果是阴性，我们也不能完全认为不是支原体引发的感染症。

迅速诊断方法中，即便实际运用的有IgM检测法，DNA检测法等数种方法，但因为①支原体感染，从支原体肺炎的发病到 IgM 抗体的产生是有时间差的；②大人的 IgM 反应较弱；③孩子的 IgM 反应周期较长；④早期肺炎过程中咽头等上呼吸道的细菌数不是很多的，所以通过这些检测很难准确判断。

最近，快速检查法中出现了利用擦拭咽喉及鼻子黏膜的液体来识别支原体的蛋白质。这个在早期诊断是比较有效的。

支原体感染症的确诊是根据年龄病情状况及 X 线检查

别的方面的检查也是可以确诊的。支气管肺炎等在进行支气管感染症的确诊中，利用血液中的 IgM 抗体的微粒子凝集反应来进行检查的方法是有效的。这个和之前介绍过的 IgM 快速检查法是不一样的。

成人的问题在于 IgM 抗体反应非常弱或几乎没有，相反儿童抗体反应非常强且长期存在，所以在确定感染后的一段时间内，可能会一直检测出 IgM 抗体，所以很难进行早期诊断。但可以通过观察 IgM 上升的程度以及所需时间来进行确诊。

IgM 上升程度的判断标准为一次验血中如出现 320 倍以上的数值等情况下可判断为急性感染。

关于成人的判断标准基本上是一样的，但是对于儿童来说，320 倍左右的抗体效价有可能存在数月，所以仅验血 1 次就进行判断是危险的。

与年龄无关，确诊的办法为间隔 2 周左右去验下血，如果有 2 次 IgM 上升的情况时，就必须花些时间去观察。如果间隔 2 周左右验了 2 次血，且发现 4 倍以上的变动情况时，便可直接确诊为支气管感染。但是 IgM 根据时间变化来看，有可能 2 周后验血时，许多症状已经恢复，真的应该观察 IgM 的变化吗？这个问题有待考证。

我在诊所的时候，根据上述记载中 IgM 的检查，基本是没有发生过。虽然有用支原体的 DNA 检查方法，以及咽喉或鼻腔的擦拭液体来迅速诊断的方法，但在细菌数量较少的初期可能会出现阴性的结果。或者，使用 DNA 检查其结果有可能需要花费数日时间，所以并不是所有患者都符合。

支原体的判断是综合考虑年龄、患者的症状、X 线检查的诊断结果及验血（炎症反应的程度）结果等，再加上必要的 DNA 检查、迅速检查后进行最终的判断。

支原体感染是可以自然治愈的疾病，
仅限肺炎等疾病需要使用抗生素

支原体感染基本是可以自然治愈的疾病，并不是一定要使用抗生素治疗。支原体感染患者中只有 3%~5% 的人会感染肺炎。我在诊所的时候，肺炎、支气管炎等只有在 X 线检查中可以找得到的情况下才可以治疗。

抗生素里的大环内酯类抗生素（克拉霉素等）是有效药物。但近年来临床出现大环内酯类抗生素的效果并不是那么理想，原因是抗生素滥用以及没有合理使用抗生素而导致的结果。

其他，喹诺酮、四环素类抗生素也同样具有效果。虽然这么说，但大环内酯类抗生素（克拉霉素等）还是相对而言是最有效果的，因此，目前第一选择治疗药物依然是大环内酯类抗生素。

有些症状服用大环内酯类抗生素是没有效果的，确诊得了支原体肺炎的患儿，可以服用喹诺酮、米诺环素（四环素类）等其他抗生素。

不过，不满 8 岁的儿童服用了米诺环素，牙齿会变黄，永久齿上也会有一条黄色的线痕，原则上是禁止使用的。细胞壁合成阻碍剂的青霉素或者头孢菌素等抗生素是没有效果的。

在确诊的情况下这些抗生素的服用时间为，大环内酯类抗生素 10 日，第二选择药物喹诺酮、米诺环素则为 7~14 日。

小 提 示
支原体感染在学校流行时

支原体感染在学校流行的情况下，必要时请听从校长及学校医生的意见，该疾病可以按照第三种学校感染症的治疗方法进行处理。

患儿病情过了急性期，症状得以改善，全身状态没有问题的情况下，可以去上学，或者去幼儿园。

支原体感染会长期伴随咳嗽等症状的发生，原则来说是可以自然恢复的，所以，没有必要去使用抗生素。

病期患儿要补充充足的水分和营养及良好休息，恢复儿童的体力是非常重要的。

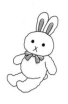

✚ 知道后才安心
谈谈病毒性肠胃炎

摘要

什么是病毒性肠胃炎?

◎ 病毒性肠胃炎通俗来说就是"肠胃感冒"。虽然致病的病毒有许多
种,不管哪一种病毒其治疗方法都是一样的。

◎ 没有必要确定是哪种病毒引发的感染后再去决定治疗方案或者需要
被人批准上学或者去幼儿园才可。

◎ 针对病毒性肠胃炎并没有特别有效的药物。为了避免患儿脱水的情
况发生,应根据补液定性、定量来补充水分。最终,只有依靠患儿
自身的免疫力来恢复健康。

**大多肠胃炎是因为轮状病毒及腺病毒引起的,
没有特别有效的药物治疗**

感染性胃肠炎中,存在细菌性肠胃炎及病毒性肠胃炎。冬季较为流行的
肠胃炎多数是病毒性引起的。

虽然有许多病毒可以引发肠胃炎,儿童中较多是因为轮状病毒及腺病毒
所引发的肠胃炎,其他有札幌病毒、诺如病毒以及星状病毒等。

因病毒引发的肠胃炎,其病毒种类不同经过也不同。基本上是没有特别
有效的药物,只能通过避免脱水症状,防止体力消耗, 帮助恢复体力等进行
治疗。

**病毒的种类不同但对症处理方法是一样的,
没有必要明确是哪种病毒引发的**

我经常会被家长问到"这是诺如病毒吗?是轮状病毒吗?是什么病毒引

起的？"等这类问题。一般可以根据病情、大便的状况、患病者的年龄等，大致推测出是什么样的病毒。

当病毒分离后，使用快速检查有可能检测出特定的病毒。但是即便确定了致病病毒，治疗方法及应该观察的症状依旧没有改变。

回答之前的问题：不管是诺如病毒还是轮状病毒，都没有不同的治疗方法。其实，并不需要特别确定为某种病毒，但一定要注意观察患儿是否脱水了？或者是否有重症的症状？然后，为了防止脱水的情况发生，请多注意给患儿补充水分即可。

偶尔，幼儿园会要求家长去诊断一下儿童感染了什么样的病毒。但即便确定了病毒的种类，托儿所（幼儿园）的老师也不一定清楚之后的处理办法，家长可以问问他们"要确定感染病毒种类的理由是什么？"

或者，家长可以回答说："医生的解释是，在医院对病毒的判定是没有意义的，并且能够确定的病毒也是有限的。"

老师可能是担心传染到其他的小朋友，其实，什么样的病毒都具有传染性，因肠胃炎引起的病毒，只要认真地按防传染对策进行处理，便可以预防传染给其他儿童。

并不是病毒感染种类的问题，而是在有人患有肠胃炎症状的情况下，需要提醒患儿周边的孩子们，提前做好预防工作。

家长也许会被幼儿园老师问到是什么样的病毒等问题，但不必要的就诊，对孩子来说也是一种负担。

家长以及照顾孩子们的托儿所、幼儿园、学校的老师们，希望大家持有正确的知识一起保护儿童的健康吧！

脱水症状发生时一定要注意
腹泻、呕吐、尿频等症状变化要准确预判

2岁及以下的儿童容易感染病毒性肠胃炎，通常11月到次年3月为流行期。主要症状有呕吐、腹泻。严重时会出现脱水、电解质（钠或者钾）丧失以及出现全身症状。出现脱水的情况时，患儿会出现体内血容量减少、循环差（脸色差、手脚冰冷）等症状。

判断是否脱水有以下几点（见下表）。请家长分别仔细观察，就诊时将这

些情况告诉医生。

> **脱水程度的确认要点**
>
> ☐ 1 日中腹泻几回？
>
> ☐ 腹泻时的量有多少？
>
> ☐ 1 日中呕吐几次？
>
> ☐ 1 日中喝了多少水？
>
>   （如半日喝了半瓶水、1 小时喝了 1 杯水等）
>
> ☐ 1 日中有几次小便？
>
> ☐ 比较健康时的体重

医生会根据这些信息和就诊时的情况来综合判断脱水的程度。

另外，体内的水分是否丧失，通过测量体重便可得知，可以与患儿肠胃炎前后的体重变化相比较，最好平时就开始记录下自己的体重变化吧。

没有针对病毒性肠胃炎的有效药物
支持通过自身的免疫力来恢复

病毒性肠胃炎的治疗最重要的点是防止脱水。

在医学上，还没有针对引起肠胃炎的病毒的特效药物。临床基本上是依靠患儿自己的免疫力来治愈。发病时患儿有可能存在脱水等危险状况，为了防止这些情况发生的治疗是必要的！

预防脱水的办法是慢慢服用与体液相似的口服补液盐等。

呕吐、腹泻的时候，患儿会出现肠胃功能紊乱及吸收不良等情况。呕吐后请不要立即服用水分及固体东西，仅仅漱漱口即可。

1~2小时以后，便可以让患儿开始慢慢地摄取水分，前期的3~4小时中，要缓缓地摄取水分。请先用1茶匙（约5 ml）的量来补充水分，每隔15分钟1次。

如果着急一下喝下去太多，会使患儿肠蠕动更加剧烈，甚至有可能让病情变得恶化，所以请耐心地一点点喂给孩子。

当不能充足的补充水分时，脱水难以纠正
所以就诊时会有打点滴的可能

持续补充了 1 小时水分后，确认症状没有恶化的情况下，可以慢慢地增加 1 茶匙的量，即每次 2 茶匙（约 10 ml）。这时，请家长不要一下子给患儿增加太多液量，要随着时间慢慢增加。

按这样的方法补充水分患儿依然不能吸收或者呕吐、腹泻排出的水分比补充的水分要多的情况下，就有必要静脉滴注。

另外，有可能使用止吐的药或者静脉滴注，但是要注意这些可能会有使较小的儿童运动功能低下的不良反应。

接下来，对平常使用频度较多的轮状病毒和诺如病毒感染进行详细的介绍。

【轮状病毒】

轮状病毒是冬季引发婴幼儿感染肠胃炎最具代表性的病毒之一。特别是出生 6 个月到 2 岁左右为多发期，轮状病毒是容易导致重症化的病毒。

轮状病毒有很多种，现已知人体能感染的为 A、B、C 三种，一般说到轮状病毒是指 A 种。

轮状病毒 B 种以前曾在中国流行过，日本并未发现该病例。

轮状病毒 C 种引发的肠胃炎，主要感染者为 3 岁以上的儿童及成年人，很少会像轮状病毒 A 种那样大规模流行。

婴幼儿在初次感染时会有重症化的危险，但再次感染时，随着年龄的增长症状会越来越轻。

＜症状＞

症状是持续 1 周左右的白颜色腹泻。早期患儿会伴随呕吐、发热，特征是排出大量的白色且酸臭的大便。当呕吐、腹泻持续时，大多情况下会伴随脱水症状的发生。

其他并发症有痉挛、脑病、肾功能衰竭、肠套叠等，请家长格外注意。

＜诊断＞

可以从患儿症状及大便中检测出的病毒来确定诊断。因为是特殊的检查，所以需要些时间。

或者，用免疫学检查方法 10 分钟左右便可快速检查。但是，即便可以证明轮状病毒的存在，也并不会改变治疗方法。从症状反应来看一定程度上是可以进行诊断的，我认为掌握这些就足够了。

＜治疗＞

因为是病毒感染，所以并没有特效的药物。基本是通过预防脱水或针对脱水症状等的一些治疗。

【诺如病毒】

诺如病毒是由于 1968 年美国的一所小学校大面积感染了急性肠胃炎从而检测出的病毒。属于小圆结构病毒的一种，2002 年因遗传基因被透彻解析，从而得名"诺如病毒"。

由于食用了被污染的食物（生蚝、生菜偏多）或饮用水引发的病毒感染（粪—口感染），并有可能通过儿童、成人、老人日常生活设施等途径引发大面积传播，多发于冬季，潜伏期为 24~48 小时。

＜症状＞

主要症状有恶心、呕吐、腹泻、腹痛等。即使发热也属于轻度（38℃以下）。通常这样的症状要持续 1~2 日，治好后不会留有任何后遗症。另外，有可能存在感染了但没有发病或者有像轻微感冒一样的症状。

虽然轻度症状大多 3~4 日可以恢复，但不及时有效地对脱水症状进行处理会导致更严重的情况发生。另外，病发后 1 周左右，从患者粪便或呕吐物中排出的病毒仍然是感染源。

＜诊断＞

原来主要的检测方法是通过大便中病毒的遗传基因检查或通过电子显微镜检查。现在有出售快速检测的试剂盒，15 分钟左右便可以检查出病毒。但是，即便可以证明诺如病毒的存在，也并不会改变治疗方法。诺如病毒和之前轮状病毒的诊断其实是一样的，我认为光看症状反应，一定程度上也是可以进行诊断的。

＜治疗＞

因为是病毒感染，所以并没有特别有效的药物。基本是通过预防脱水，或针对脱水症状的一些治疗。

✚ 知道后才安心

谈谈呕吐、腹泻

摘要

呕吐、腹泻时应该注意些什么?

◎ 呕吐之后停止进食。1~2小时之后用勺子（大概1勺5 ml的量）开始补充水分，之后，每隔15分钟左右分多次且少量地补充水分。

◎ 最重要的是要多摄取含有钾盐的食物。比如在调剂药店可以买到的口服补液盐（商品名：ORS等）。因为其盐分较多、糖分较少，在初期是最适合的饮品。

◎ 茶和白开水不易于吸收，同样儿童饮用的离子水和运动饮料因为盐分较少也不易于吸收，所以这些并不适合脱水时的治疗。

◎ 使用了以上的办法患儿依然持续呕吐4~5次以上，总是神情恍惚且昏昏欲睡时，可能会有严重的脱水症状，请尽快就医。

儿童的身体功能还并未完全发育，因而容易陷入脱水状态
要经常注意水分的补充

儿童的身体和大人比起来需要更多的水分的比例。并且，儿童体内水分调节功能并未完全发育完善，从而更容易陷入脱水状态。在水分流失的状况下（呕吐、腹泻、发热时会出很多汗的时候），要经常注意观察孩子的情况，最重要的是不断补充流失的水分和盐分（电解质）。

如果在不知道是否脱水的情况下，请多注意以下几点，并多观察孩子的状况和反应。

脱水症状的确认要点

□ 发高热

□ 1 日 6 次以上的腹泻

□ 持续呕吐

□ 皮肤、嘴唇、口腔内、舌头非常干燥

□ 想哭却没有眼泪

□ 眼睛睁不开

□ 皮肤没有弹性

□ 情绪低落

□ 神情恍惚，昏昏欲睡

□ 面色不佳

□ 小便次数少、量少，且颜色较浓

如有以上症状，患儿很可能患有严重的脱水症状，请尽早去医院就诊。为了避免陷入严重的脱水症状，请适当补充些水分。

在脱水的情况下，茶、大麦茶以及儿童饮用的离子水和运动饮料并不适合用于补充水分

那么摄取什么样的水分比较好呢？要摄取液体成分中含有电解质（钠，钾等）的水分。因为茶水、大麦茶、淡水等不易于吸收，所以在患儿体内并不能有效地将水分吸收。一定要摄取和排出体外的液体相似性质的水分。

含有电解质的饮料中，儿童饮用的离子水和运动饮料里也含有电解质，和完全没有电解质的饮品相比吸收起来还是不错的，但是其电解质浓度是不够的！而且也不能很好地起到预防脱水症的作用。

有脱水症状的情况下，一般建议患儿喝"口服补液盐"是最有效的。普通药店等都可以方便地买到这些非处方药物，如果怎么都买不到的情况下，我们在家里也是可以调配出来的（参见"口服补液盐的制作方法"）。

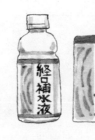

口服补液盐是预防脱
水症最适合的饮品。

图1-4　口服补液盐

呕吐和腹泻时患儿的家庭护理
最初慢慢地进行护理，不要着急!

水分摄取的量，对婴幼儿来说，1 kg 体重每日需要摄取 50~100 ml。也就是说，体重 5 kg 的婴儿每日需要摄入 250~500 ml 的水分，体重在 10 kg 左右的幼儿每日需要摄入 500~1 000 ml 的水分。

患儿出现呕吐、腹泻时，会出现肠蠕动感较强，肠胃功能紊乱。在呕吐之后，请不要立即给患儿喝水或者吃固体东西，漱漱口即可。

接下来1~2小时之后，才慢慢开始给患儿摄取水分。

前期的 3~4 小时中家长切记不要着急。请先用 1 勺茶匙（约 5 ml）补充水分，每隔 15 分钟 1 次。如果着急一下喝下去太多，会使肠蠕动更加剧烈，甚至有可能让病情变得恶化。

请有耐心地慢慢给患儿摄取水分。持续 1 小时后，确认症状没有恶化的情况下，可以慢慢地增加 1 次喂水的量，按之前介绍的那样根据体重来补充每天必要的水分。

关于吃饭的话，如果摄取了足够水分的话就没有问题。口服补液盐中含有糖分，这个能量是足够的。摄取足够的水分，小便能正常排泄的话，就可以慢慢地开始进食了。

家长如果可以在家对孩子进行照顾的话，那样会减轻很多不必要的担心。相比立即去医院看病打吊针，家长先在家观察孩子的情况，然后进行护理更为重要。家，对于孩子来说是最好的，也是最让孩子安心的地方。

小 提 示
口服补液盐的制作方法

在家也是可以制作口服补液盐。当孩子出现脱水的情况时，了解制作口服补液盐的方法是非常有用和关键的！

需要材料：白开水1L，半勺盐（3g），4.5勺砂糖（40g）。如果条件允许的话，将砂糖换成葡萄糖，更有助于吸收。另外，为了孩子喝起来方便，适当加一些柠檬汁等也许效果会更好。

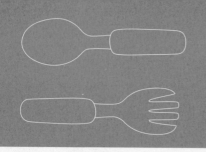

✚ 知道后才安心
谈谈过敏

摘要

过敏是什么样的疾病?

◎ 过敏是指身体对于外界的异物产生的过度反应，导致机体出现各种各样的临床症状。

◎ 我们所熟知的有过敏性鼻炎、过敏性结膜炎、哮喘等和食物过敏、特发性皮炎等。

◎ 食物过敏是指食用某种食物后机体出现荨麻疹、湿疹、哮鸣音、面色不佳等症状。

◎ 诊断过敏的依据是"根据临床症状"做出判断。

◎ 血液检查（IgE抗体）的作用只是作为过敏诊断的辅助检查。其实，结果为阳性有时也可以食用，结果为阴性有时反而会出现过敏症状。

◎ 婴儿在断奶后开始食用其他食物前进行过敏检查是非常有必要的。

◎ 儿童容易发生食物过敏的食物有鸡蛋、小麦、牛奶、大豆等。

◎ 开始断乳食品前［断乳食品指婴儿脱离喂奶的期间（含脱奶准备期）的代替母乳或奶制品的食品］，应先喂食一汤匙加热加工好的食物，仔细观察幼儿的反应并逐渐加量。

◎ 仔细考虑当发生情况时医生的建议，当要给予婴幼儿新的食品时请在白天喂食。

对于异物的入侵人体产生过度反应
鼻子眼睛、呼吸器官、皮肤等部位出现各种表现症状

过敏是指身体对于外界的异物产生的较强烈的反应，导致各种各样的症状发生。例如过敏性鼻炎（流鼻涕）、过敏性结膜炎（眼睛发痒、眼睛充血）、支气管哮喘（哮鸣音）、食物过敏（使用某种食物后的皮肤症状＝荨麻疹、湿疹，呼吸症状＝哮鸣音，循环器官症状＝面色不佳，血压低下）、特发性皮炎等。

近年来，食物过敏的儿童数量增加。正确地进行过敏诊断、采取合理的治疗措施是非常重要的！

出现过敏症状后
原则是进行检查、诊断

食物过敏症的诊断原则是依据出现的症状进行诊断。出现临床症状后即可诊断食物过敏症。有很多人因为目前还没有出现过食物过敏症状，但是又很害怕过敏症发生，所以想要来进行血液检查而到医院询问。

其实，因为过敏是依据症状进行判断，仅依靠血液检查无法确诊为过敏。诊断过敏最重要的要点是"何时、什么样的情况下、出现怎样的症状"。

此外重要的一点是，依据血液进行的过敏检查说到底只能作为参考指标。简单明了地说，血液检查是检测 IgE 抗体对各物质产生的免疫反应，但某种物质的检测结果为阳性，食用或接触后不一定会出现过敏症状。反之，过敏检查即使为阴性，食用或接触某些物质后也有可能出现过敏症状。

也就是说血液检测的结果不能确诊是否过敏，过敏必须通过症状进行诊断。

并且血液的过敏检查有 100 多项。因为不可能对所有的项目进行检查，所以要通过现在的症状和出现的情况，判断可能致病的物质，缩小检查的范围是非常有必要的。

医生对过敏患儿进行问诊时"何时开始、出现什么样的症状、在什么样的情况下开始恶化"肯定是问诊重点。所以，请家长仔细观察儿童的情况后，再向医生准确表达，正确的诊断要依靠家长每日对孩子的细心观察。

婴儿开始食用断乳食品时，家长应考虑到会有过敏意外的发生为了安心起见，添加辅食请从白天开始

关于过敏中的另一个较常见的问题是"可能有食物过敏情况发生时，如何选择断乳食品？"同时，我们也常听到"断乳前家长想让孩子进行免疫检查"的声音。

关于这两点前面已叙述过，判断过敏的依据是出现过敏症状。开始食用断乳食品前，这些食物孩子都还没有食用过，对所有的食物都进行血液检查显然是不可能的，所以，没有必要对儿童进行血液过敏源检查。

最初开始食用断乳食品时，较好的方法是每次先喂食一匙米饭，待幼儿渐渐习惯后，再开始喂食蔬菜、薯类、大豆、鱼类等。最初，应先每次喂食 1 汤匙加热加工好的食物，仔细观察幼儿的有无反应后再逐渐加量。

儿童容易发生食物过敏的食物有鸡蛋、小麦、牛奶、大豆等。最初开始喂食这些食物时，最好选在白天，因为若身体出现不适时，可以立刻咨询医生。

以前对于容易导致过敏的食物，我们推荐晚些时期再开始食用，但是现在没有医学证据可以证明推迟食用可以降低过敏的风险。所以，医生推荐喂食应在正常的时期内开始。

小 提 示

最忌讳谈到过敏，家长就反应过激

最近谈到过敏就反应过激的家长越来越多，出现了很多问题。例如儿童明明没有出现过敏症状，家长却硬要进行血液检查，限制发育时应摄取的食物，导致儿童无法充足摄取所需的营养。

为了营养平衡而过度限制食物种类，这样反而对儿童是有害的！想要增加断乳食品的种类却担心出现过敏症状，请家长在合适的时间段内少量喂食。

孩子出现任何症状，请仔细观察症状后向医生咨询。已经讲了很多次过敏是依据症状而诊断的！正确把握何时出现、出现怎样的症状后再向医生表达，这样做非常有利于医生做出正确的诊断和治疗。有任何疑问请在就诊时向医生提问。

✚ 知道后才安心
谈谈特应性皮炎

💗 摘要

什么是特应性皮炎？

◎ 敏感体质人群中出现的慢性瘙痒性湿疹。

◎ 仅涂抹1～2次药物是无法治疗该疾病的。治疗疗程需要几个月甚至
几年的时间。

◎ 依据症状结合使用外用类固醇药物、保湿剂，慢慢改善症状。

◎ 正确使用外用类固醇药物，该药物并没有大家说的那么恐怖。

◎ 控制症状，学会与疾病相处是很重要的。

◎ 适当的皮肤护理对于症状的改善有极大的作用。

诊断特应性皮炎需参考各种各样的皮肤症状、过敏史、家族史等

特应性皮炎是指"敏感体质人群中出现的慢性瘙痒性湿疹"，下页的表格为大家介绍了该疾病的症状。除了表格中的症状外，可以作为诊断参考的还有家族中是否曾经有人患有哮喘病、过敏性鼻炎、过敏性结膜炎、特应性皮炎等疾病，或本人是否曾经患过喘息性支气管炎、过敏性鼻炎、过敏性结膜炎等病以及总血清 IgE 值（以过敏作为指标的血液检查值）是否上升等。

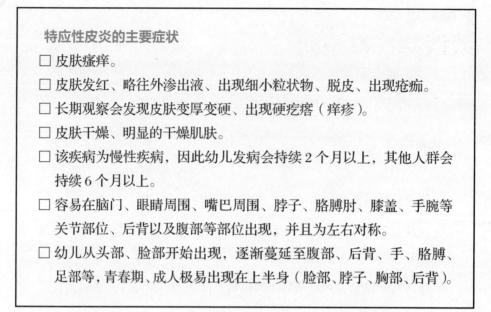

特应性皮炎的主要症状

☐ 皮肤瘙痒。

☐ 皮肤发红、略往外渗出液、出现细小粒状物、脱皮、出现疮痂。

☐ 长期观察会发现皮肤变厚变硬、出现硬疙瘩（痒疹）。

☐ 皮肤干燥、明显的干燥肌肤。

☐ 该疾病为慢性疾病，因此幼儿发病会持续 2 个月以上，其他人群会
   持续 6 个月以上。

☐ 容易在脑门、眼睛周围、嘴巴周围、脖子、胳膊肘、膝盖、手腕等
   关节部位、后背以及腹部等部位出现，并且为左右对称。

☐ 幼儿从头部、脸部开始出现，逐渐蔓延至腹部、后背、手、胳膊、
   足部等，青春期、成人极易出现在上半身（脸部、脖子、胸部、后背）。

找出病因和恶化因子
治疗的根本是皮肤护理和药物治疗法

做出正确的诊断并对症状程度进行评估后，以"找出病因及恶化因子后
确立对策""皮肤护理（修复异常的皮肤功能）"以及"药物治疗法"等作为
治疗的基本方案。

• 找出病因及恶化因子后确立对策

关于病因以及恶化因子，在未满 2 岁时大多数情况下为食物、出汗、环
境因素、细菌、真菌的感染等所致。

13 岁以上时应考虑环境、出汗、细菌、真菌、接触抗原、压力、食物等因素。
接触抗原是指引起湿疹等症状的外界物质接触皮肤后会产生各种状况。

2~12 岁时过敏的病因及症状由幼儿的模式渐渐向成人的模式过渡。但是，
病因和恶化因子是因人而异，所以，要准确的确认后采取有效对策来治疗该
疾病发生。

由以下几点可以正确把握症状恶化的因子，确定病因而后祛除疾病是治
疗本病中重要的一点。

> **寻找致症状加重的恶化因子**
>
> □ 误食某种食物后症状恶化
>
> □ 接触某种物质后症状恶化
>
> □ 出汗后症状恶化
>
> □ 去某个地方后症状恶化

• 皮肤护理 (修复异常的皮肤功能)

特应性皮炎中的皮肤异常是指，保水功能低下（皮肤干燥）、容易瘙痒、容易感染。

下面为大家介绍特应性皮炎的皮肤护理。

◆ 注意保持皮肤清洁

（1）出汗或皮肤有污垢时立刻清洁。

（2）不要使劲揉脸。

（3）使用香皂、洗发水时，避免使用清洁效果太强的，使用后一定要洗干净。

（4）洗澡时应避免较高的水温，较高的水温会导致皮肤瘙痒。

（5）洗澡时避免使用会使皮肤感到发热的沐浴露、入浴剂。

（6）洗澡后要涂抹适当的外用药（保湿剂）、外用类固醇药物。

◆ 注意皮肤保湿

（1）洗完澡后根据需要使用保湿剂。

（2）选择自己使用效果好的保湿剂。

※ 轻度皮肤炎症通过使用保湿剂就可改善。

◆ 其他注意事项

（1）注意室内清洁、保持适宜温度和湿度。

（2）新买的衣服在穿之前一定要清洗。

（3）洗涤剂尽可能选择表面活性剂含量少的。

（4）勤剪指甲，尽可能不要触碰患病部位。

• 药物疗法

药物疗法的基本分为三种，使用外用类固醇药物、使用保湿剂、使用止痒的内服药。

特应性皮炎是一种慢性疾病，存在治不好的可能性。完全治愈是比较困难的，但是控制该疾病相对来说比较容易。放平心态，正常地生活，使用药物并与疾病好好相处，告诉自己这个疾病并不是什么难以治疗的疾病，这些对于特发性皮炎的治疗是必需的。治疗该疾病的目标不是"cure（治愈）"而是"care（抑制疾病）"。

重要的是有效地控制特发性皮炎，长期对皮肤进行护理。

◆**停用或更换使用外用类固醇药物之前一定要找医生咨询**

外用类固醇药物根据药性强度有软膏、霜状等不同类型制剂，所以，要根据症状的严重程度、发疹的部位、发疹的情况及年龄进行选择。监控好每日的用量以及强度，养成良好的使用习惯。

什么样的湿疹要涂抹什么样的药物，关于这一点请一定要向医生咨询。长期使用药物后突然停止使用，可能会导致症状突然恶化，所以停用或更换使用外用类固醇药物时，应遵从医生的指示是非常重要的。

我的诊所使用的外用类固醇药物为以下几种，作用由弱到强依次排序。

外用类固醇药物的种类及作用程度

☐ 较弱 /Terra–cortril（即氢化可的松）

☐ 中等强度 /Lidomex（即泼尼松龙）

☐ 较强 /Rinderon（即倍他米松）

☐ 很强 /Fulmeta（即糠酸莫米松）

☐ 最强 / 特美肤（即丙酸氯倍他索）

特别是皮肤较红伴有炎症时，定要牢记使用外用类固醇药物来抑制炎症。

关于用量请牢记，一般每日 2 次使用 3~7 日。有些家长认为外用类固醇药物是一种很恐怖的药物，但是如果对于外用类固醇药物的强度、使用部位、使用疗程严格遵守医嘱规定，这类药物就不再是恐怖的药物了。

所以，倒不如请大家直接认为该药物是一种有效的药物。

如果不使用外用类固醇药物，导致炎症加重、恶化，可能会失去控制该疾病的机会。在症状加重前，一定要好好使用外用类固醇药物，抑制炎症。该药物具体的涂抹方法，在开药时医生会结合症状进行说明。

另外，面部使用外用类固醇药物时，注意尽量选择作用程度在较弱及中等强度间的药物，并仅限短期内使用。

◆保湿剂保护肌肤的屏障

干燥的皮肤一定要好好地使用保湿剂。皮肤屏障破损后会导致皮肤瘙痒，一直挠痒会导致症状恶化，如此就陷入了一个恶性循环。

好好地进行皮肤保湿，形成新的皮肤屏障，可以减轻皮肤的瘙痒，症状会渐渐缓解，重要的是要一直坚持上述措施。干燥肌肤的皮肤屏障再生，应以年为单位来考虑，使用1~2周后仍不见好也是理所当然的，一定要牢记坚持长期使用。

我的诊所一般使用的保湿剂为喜疗妥（软膏、霜状、液体）和白凡士林。

◆抗组胺药、抗过敏药可以抑制瘙痒

瘙痒无法忍受时，可以选择使用抗组胺药、抗过敏药。

强烈的瘙痒时，不经意的挠痒会导致症状恶化。此时为了抑制瘙痒可以使用抗组胺药（依匹斯汀等）。

◆根据症状的变化更改药物

根据使用情况及症状更改外用药。

药物疗法在使用1~2周后，如有较好的效果可以放缓治疗步伐（选择作用程度较弱的外用药），反之未出现较好效果时要加快治疗步伐（使用作用效果较强的外用药）。

2岁以上患儿可以使用免疫调节剂他克莫司软膏，该药物特别对面部及颈部有显著的效果。长期使用内服的类固醇药物会有产生全身不良反应的风险，所以对于特应性皮炎的治疗，内服药的危险性要高于外用药，仅对于重症患儿可以暂时使用，但原则上是不建议使用内服药物。

小 提 示

特应性皮炎容易并发的感染症

脓疱病（传染性脓疱病）：大多是由金黄色葡萄球菌感染所致。外用类固醇药物虽可以抑制炎症，但有促进细菌数量增加的可能，所以，建议外用同时内服抗菌药物。

传染性软疣：由传染性软疣病毒感染引起，对于特发性皮炎的患儿感染该病来说，如果抓伤后会伴随多发的倾向。使用外用类固醇药物会变得更严重，所以最好停止使用该药物。

疱疹性湿疹：是单纯疱疹的感染症，如果患儿在有湿疹的部位感染疱疹后会急速蔓延导致全身出现病症。需要立即停止外用类固醇药物，加服抗病毒药物，必要时去医院静脉滴注。

✚ 知道后才安心
谈谈哮喘

> **摘要**
>
> ### 什么是哮喘?
>
> ◎ 哮喘是因为气道的高炎症反应所引起的,该疾病会导致气道中空气通过的地方变狭窄,呼吸时会发出哮鸣音,且呼吸变得困难。
>
> ◎ 幼儿的支气管还很细,感冒时也会发出哮鸣的声音,所以,仅一次哮鸣音是不能考虑诊断哮喘的。
>
> ◎ 对孩子哮喘的诊断是非常困难的! 可以根据哮鸣音发作次数以及是否出现过敏症状等,花时间仔细观察,慎重地做出判断是非常重要的。

重要的是了解嗓子被痰堵住和鼻塞时候的哮鸣音 与哮喘发作的哮鸣音的区别

哮鸣音是指患儿在呼吸过程中,出现呼吸困难且伴随多次重复的哮鸣音。

哮鸣是在患儿呼气的时候可以听到的声音。气道引发炎症,结果导致支气管变厚,支气管内直径变狭窄,因此,患儿在呼气时会发出笛子一般的哮鸣音。

医生经常在就诊时,会问家长"孩子呼气时有没有发出哮鸣音"这样的问题,一般家长的回答是"现在依然还有。"

但是家长实际听到的可能并不是哮鸣,多数情况下是痰卡在嗓子里发出的声音或者是来自鼻塞的声音。一定要区分哮鸣是来自哮喘发作的声音,还是痰多或鼻塞导致的声音。因为这些症状会让治疗方法产生很大的不同。

家长有时会将痰多误认为哮喘表达给医生,很多时候会误导医生对哮喘的哮鸣音产生错误的判断。不是哮喘却按照哮喘进行治疗，医生可能会开许多不必要的药物。

哮鸣音严重发作的时候不必使用听诊器，在患儿的胸口或者嘴巴附近用耳朵便可以听到哮鸣的声音。

哮喘发作的要点请参考以下几点：①呼气时会有声音；②因为支气管变得狭窄，呼气时会变得非常不容易；③呼气时间比吸气时间要长。

仅出现 1 次的哮鸣音，不能立即诊断为哮喘

未满 3 岁的儿童，因为气道还很细窄，听到哮鸣音不一定意味着是哮喘，仅仅是感冒引发的支气管炎也可能出现哮鸣的现象。

针对未满 3 岁的儿童是否患有哮喘的判断是非常困难的。可以根据哮鸣音的次数或有无其他过敏体质，以及是否出现新的过敏症状等，花些时间仔细观察患儿情况，便可判断出是否患上了哮喘。

哪怕患儿仅有一次哮鸣音发生，关于哮喘方面的问题也是可以向医生咨询的，但是请理解医生在没有看到具体经过的情况下，是没有办法进行明确诊断的。

参照以下几点来鉴别幼儿的哮喘及喘息性支气管炎。当患儿本人或者家族成员曾有过敏症状时，可以怀疑为哮喘。

哮喘与喘息性支气管炎的辨别要点
☐ 有食物过敏
☐ 有特应性皮炎、过敏性体质等过敏性疾病
☐ 家里有人曾患哮喘或过敏性疾病

此外，气道、心脏及血管有先天性异常或患有肺炎等感染症也会引发哮鸣，请慎重判断是否为真的哮喘！儿童哮鸣音很难立即辨别是否为哮喘。请切记出现哮鸣音是不能立即诊断为哮喘的。

气道引发炎症后会变得狭窄，
呼气时会有哮鸣音，且难以正常呼吸

哮喘在肺中会引发气道炎症、气道的过敏性增强、气道狭窄这 3 个症状。

以下具体说明这 3 个的症状。

• 气道炎症

以下几点会在支气管黏膜上引起免疫反应和过敏性的炎性反应，反复持续的会引起慢性气道炎症的发生。

气道炎症形成的原因

☐ 病毒感染（感冒等）。

☐ 过敏的原因是因为吸入了蜱虫、室内灰尘、真菌、动物的毛发、头皮屑等抗原。

• 气道过敏性增强

当突然吸入冷空气时、突然跑步时、大笑大哭后可引发哮喘，我们可以考虑为气道的高亢奋性反应。

由于气道炎症引发的慢性支气管炎症会导致支气管的黏膜容易和其他物质发生反应。即使是普通的皮肤，触碰到有炎症的地方时也会有火辣辣的疼痛感，所以，对于气道也是一样的，患者会有非常强烈的感觉。

哮喘症状的发作程度是根据气道过敏性的亢奋程度而决定的，也就是说，与患儿的重症程度有关。

• 气道狭窄

当哮喘时，以下举例说明了气道变得狭窄的原因。

引起气道狭窄的原因

☐ 支气管黏膜因炎症肿了起来（肿胀）。

☐ 咳出的痰较多（黏液栓形成）。

☐ 支气管周围的肌肉开始收缩（支气管平滑肌收缩）。

☐ 因为炎症的不断反复导致气管壁变硬（气管壁重塑）。

根据以上几点气道变得狭窄，呼气时会出现哮鸣音，呼吸也会变得困难。炎症长时间存在会导致气管壁变硬，一种称为平滑肌的肌肉会变得特别厚，并且出现肺功能低下。

如上所述，立即对孩子的哮鸣音进行诊断是非常困难的。要根据哮鸣音发生多长时间，是否为过敏性体质，治疗是否有效果等多种情况综合考虑后再进行诊断。

　　请在经常就诊的医生那里就诊并接受正确的诊断。正确的诊断是保护孩子健康的第一步。

第
二
章
儿童常见的
过敏性疾病

谈谈哮喘

小 提 示

什么是过敏性体质

　　过敏性体质是指当吸入螨虫、室内灰尘、动物的毛发、头皮、真菌、花粉等抗原（变应原）能立即引发过敏的反应。

　　日本人中过敏性体质较多出现在低龄的儿童身上，患有哮喘的儿童 90% 以上为过敏性体质。

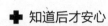

✚ 知道后才安心

谈谈哮喘用药

摘要

关于哮喘药，你了解多少?

◎ 当开始使用预防哮喘的药物时，需持续观察3个月左右。

◎ 当哮喘持续发作时，可以考虑将治疗的药物提高一个等级。经过3个月以上治疗，病情得以稳定时，可以将治疗的药物降低一个等级。

◎ 不能一直胡乱服用药物，要从哮喘发作的间隔、强度，以及现在使用药物的作用和药效认真地进行评估，根据病情选择最适合的治疗方案是最重要的!

当没有出现哮喘症状时，有时也可以不用持续用药

经常会听到家长问"已经喝了治疗哮喘时开的药，到底需要喝到什么时候呢"等这样的问题。总结来说，不用盲目地一直喝药。什么样的症状、在什么时候发病等问题在每次就诊时都要重新进行评估，医生会为患儿选择最适合今后治疗的方案。

对患儿治疗开始3个月后的情况进行判断，医生会如何来决定今后的治疗药物是增加还是减少，这些在日本小儿过敏症学会推荐的指南中都有详细记载。

不推荐在患儿没有症状的情况下持续多年服用药物，因为这是完全没有必要的! 与其多服药，家长不如认真观察孩子的情况，选择合适现在的药物，更好地控制并提前预防哮喘发作，防止服用不必要的药物。

服用什么样的药物能很好地控制患儿哮喘发作呢？接下来分为 4 个阶段进行说明。第一阶段到第四阶段请家长一个一个地理解，并与经常就诊的医生协商后进行病情判断。只有正确了解孩子现在的状况，才有可能选择出合适的治疗方案。

◆第一阶段　了解患儿现在的病情程度

首先，医生要对患儿现在的哮喘重症程度进行评估。

哮喘的重症程度是根据怎样发作、何时发生、对日常生活有无影响等情况，分为五种："间歇性""小病持续型""中等症状持续型""重症持续型""最重症持续型"。

◆第二阶段　了解治疗方案的阶段

然后，医生根据患儿现在接受的治疗阶段的情况，来判断哮喘治疗的阶段性。因年龄和治疗内容可分为以下 4 个阶段。

根据年龄存在不同的情况。简单来说，只根据发作时的强度对患儿进行治疗，称为"阶段 1"。"阶段 2"是指每日服用口服药或者吸入剂，有时还需要吸入小剂量的类固醇药物来进行治疗（未满 2 岁儿童禁止使用小剂量的吸入类固醇药物）。患儿每日使用中等用量的吸入类固醇药物则为"阶段 3"。每日使用高剂量的吸入类固醇药物，并配着口服药或妥洛特罗贴剂（Hokunalin tape）等则为"阶段 4"。

◆第三阶段　结合患儿现在的重症度和治疗阶段判断患儿病情的重症度

结合患儿现在第一阶段的重症度和第二阶段治疗情形来准确患儿的病重度。

例如，第一阶段判断为"小病持续型"，但治疗符合阶段 2 时，因此患儿成了"中等症状持续型"。所以，现在情况和治疗情况两者并不一定是相同的。一定要根据现有的治疗内容正确进行病情重症度的判断。

◆第四阶段　判断哮喘治疗是否顺利进行

对抑制哮喘是否顺利进行评定，根据评定来决定是否更改治疗方案。1 个月的哮喘抑制情况是在复诊时进行判断，如果持续 3 个月以上控制的情况较好时，可以考虑将治疗阶段下降一个等级。根据此时的季节变化，是否住院或者哮喘是否加重等情况，并综合考虑未来症状可能恶化的因素，从而建立长期的治疗计划。

小 提 示
了解哮喘的重症程度

让我们了解一下儿童的哮喘的重症程度，认真地对哮喘进行评价，防止使用不必要的药物，选择符合现在孩子状态的治疗方案。

要点有以下两点：①现在的治疗方案在哪一个阶段？②现在的治疗方案效果如何？

哮喘无法得到抑制的时候，提升一个治疗阶段，当能够抑制哮喘并持续3个月以上时，可以降低一个治疗阶段。具体可以咨询医生。

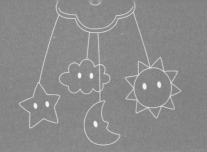

✚ 知道后才安心

谈谈急性中耳炎

> 摘要
>
> **什么是急性中耳炎？**
>
> ◎ 咽喉或鼻子中黏有的病毒或细菌通过咽鼓管进入耳朵。引发的炎症为中耳炎。
>
> ◎ 生理上，儿童因为咽鼓管太短，从耳朵到咽喉的倾斜度比较缓容易感染细菌和病毒，这就是儿童容易感染中耳炎的特性。
>
> ◎ 到上小学前，有60%~70%的孩子会感染一次急性中耳炎。
>
> ◎ 根据年龄、鼓膜的状况、疼痛程度等，急性中耳炎分为"轻度病""中度病""重度病"，并针对不同程度进行治疗。
>
> ◎ 病情轻的情况下，多数患儿仅用对症的止疼药即可治疗。
>
> ◎ 鼻涕吸引、擤鼻涕、清洗鼻腔等是预防中耳炎手段的一种。

儿童的鼻子和耳朵黏膜的抵抗能力还未成熟，
容易得感冒并引发中耳炎

急性中耳炎是指鼻子或口腔连接处的细菌及病毒进入中耳，也就是说进入耳朵里引发炎症，并堆积有脓。

沟通鼓室与鼻咽部的通道称为咽鼓管，当感染感冒时，咽喉或鼻子中附着有病毒及细菌，这些病毒及细菌通过咽鼓管进入中耳，引发的炎症称为急性中耳炎。

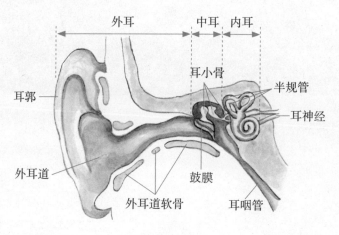

图3-1 耳的结构

特别是因为儿童咽鼓管太短，从耳朵到咽喉的倾斜度比较缓，容易感染细菌和病毒。另外，儿童全身的抵抗力及咽喉、鼻子的黏膜的抵抗力还未成熟，因此，容易引发感冒。同样的原因也容易感染中耳炎。

上小学前，有60%~70%的孩子会感染一次急性中耳炎。

出现耳朵疼痛、发热及耳漏
可根据鼓膜的情况进行判断

患上急性中耳炎后，患儿耳朵会出现一阵一阵的强烈跳着的疼痛、发热、耳漏以及感觉耳塞等症状。因为，婴幼儿无法诉说自己的疼痛，我们要根据婴幼儿的反应，如情绪不佳、发牢骚、频繁的触碰耳朵等举动来进行判断。

急性中耳炎的诊断是根据患儿现有症状及鼓膜的情况进行判断。

若出现以上症状（耳痛、耳漏等），可根据儿童的状况去儿科或者耳鼻科就诊。

服用止痛药后先观察一下患儿状况，
若症状持续再使用抗生素

病轻的情况下，仅靠服用止痛药来观察患儿状况是没有问题的。3日左右疼痛还没有消除，并且，鼓膜的状态恶化时要开始使用抗生素。

积脓的鼓膜变肿大、有强烈疼痛、高热不断时，可以微创切除部分鼓膜，让堆积的脓流出来，这样可以促进早日康复。

患儿多次感染急性中耳炎（反复性中耳炎）可以数次将鼓膜切开。鼓膜切开时，伤口通常数日便可愈合。

因为症状不同治疗方法也不同
使用抗生素 3~4 日后一定要去就诊

中耳炎根据年龄、鼓膜的状况、疼痛程度等分为以下三种："轻度病""中度病""重度病"。其各自的标准治疗方法已在日本小儿耳鼻咽喉科学会推荐的《小儿急性中耳炎诊疗方针（2013 年版）》中有详细记载。

• **轻度时**

轻度的话，可 3 日内不使用抗生素，用止痛药来代替。

基本上，不用使用抗生素就可以康复。如果病情没有得到改善的话，可以使用普通用量的阿莫西林等青霉素类的抗生素药物。

• **中度时**

首先服用 3 日适量的阿莫西林、氨苄西林等抗生素。如果有效果，同样的药在坚持服用 2 日后视情况而定。

如果没有效，可以选择增加抗生素的药量或者换成强效阿莫西林类的抗生素，服用 3~5 日。依然没有效果，就选择切开鼓膜或者变更药物。

• **重度时**

病情状况与中度的是一样，但要服用大剂量的阿莫西林、氨苄西林、维多西林类抗生素，如果服用 3~5 日依然没有效果时可以变更药物或者静脉滴注抗生素、切开鼓膜等。

中度及重度的情况下，必须使用抗生素进行治疗。不使用抗生素仅切开鼓膜进行治疗是没有效果的。

使用3~4日抗生素后需要对病情的变化进行观察，所以，务必去医院就诊。

鼻涕吸引、擤鼻涕、清洗鼻腔
是可以预防中耳炎发生的

鼻涕吸引或者清洗鼻腔能起到去除鼻腔内的细菌及改善咽鼓管的功能的作用。当鼻涕堵塞时，会导致咽鼓管的功能恶化并引发中耳炎，因此，鼻涕吸引、擤鼻涕、清洗鼻腔等是预防中耳炎手段的一种。

但是，仅因为鼻涕吸引而天天就诊是没有多大意义的！这是因为，鼻涕要不了多久就会重新堆积在鼻腔内，跟大人频繁擤鼻涕的道理是一样的。即使患儿症状严重也请继续在家中进行鼻涕吸引。

因为鼻涕吸引的原因一天去一次医院是没有必要的，请家长在家中充分学习、灵活使用鼻涕吸引器。鼻涕吸引器可在附近的药店购买。

小 提 示

不要擅自中途停止急性中耳炎的治疗

急性中耳炎的治疗，只要认真观察病情，选择合适的治疗方法，基本上是可以完全治愈的。

但是，如果中途停止治疗，有可能会转变为分泌性中耳炎、复发性中耳炎或者慢性中耳炎等疾病。

在患儿完全康复之前，请认真地接受治疗，密切观察病情变化也尤为重要。

家长们要准确理解中耳炎治疗的正确方法并接受正确的治疗，保护儿童的健康成长。

✚ 知道后才安心

谈谈分泌性中耳炎

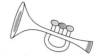

摘要

什么是分泌性中耳炎?

◎ 分泌性中耳炎是由急性中耳炎或感冒等原因造成的一种耳道中积有液体的疾病。

◎ 该疾病有时好有时坏,但大多数都可以自然痊愈。

◎ 主要的症状是听力下降,周围的大人一定要注意是否出现这样的情况。

◎ 服用药物可以康复是没有医学依据的。

◎ 一定要注意是否因为听力下降导致言语发育延迟或者学习成绩下降等问题。

是一种耳朵中积有液体的疾病
是由急性中耳炎、感冒或者鼻窦炎等原因造成

分泌性中耳炎是指耳朵和咽喉连接的管道（咽鼓管）没有正常工作,使耳朵中的压力降低,这样的结果导致从周围组织分泌的液体堆积在耳朵中引发疾病。因为液体堆积在中耳的部位,所以导致听力下降。

积液导致咽鼓管没法正常工作,从而导致儿童感染急性中耳炎、急性上呼吸道炎（感冒）、扁桃体肿大或者鼻窦炎。另外,易患人群为唇裂患者（常见的先天性面部畸形）,唐氏综合征患者（染色体的病变）及早产儿。

在看电视时让耳朵接触过大的音量,
是该疾病的征兆

因为耳朵的中耳部位的压力低下、鼓膜内侧有凹陷,在就诊时仔细观察耳朵内部结构变化便可诊断出分泌性中耳炎。另外，透过鼓室可以看到中耳堆积的液体。听力检查可检测听力是否衰退，也可以根据"鼓室测压法"进行判断。

分泌性中耳炎的主要症状是听力下降，由于，患儿很难将自身的症状准确地告诉家长，所以周围的大人一定要注意是否出现以下几点。

分泌性中耳炎的临床表现

☐ 看电视声音过大

☐ 经常大声说话

☐ 经常对呼唤不予理睬

☐ 经常触碰耳朵

没有明确的治疗方案
仔细观察，根据听力情况进行判断

分泌性中耳炎是没有明确的治疗方案的。仅靠药物来改善是没有医学依据的。该疾病有时好有时坏，但大多数都可以自然痊愈。

鉴别分泌性中耳炎的重要表现是语言发育迟缓、学习上存在障碍等风险。因为这些风险需要进行外科的治疗，所以，要尽早对患者耳朵的听力、发音能力等进行正确的评价。

总的来说，即使诊断出分泌性中耳炎，依然要持续观察病情变化。并且，根据耳朵的恢复情况每隔 1~3 个月复查 1 次，需要对鼓膜的情况以及听力情况进行评估。小儿急性中耳炎诊疗方针中要求间隔 3~6 个月复查 1 次，间隔太长可能会令家长忘记检查，或在此期间患儿又患上感冒导致病情恶化，所以，建议为 1~3 个月去复查 1 次比较好。

分泌性中耳炎如果持续 3 个月以上，当患儿出现语言发育迟缓、学习上存在障碍，或者听力低下时有必要带患儿去进行听力检查。

如果患儿伴有语言发育迟缓、学习上存在障碍时，必须要进行外科的治疗（鼓膜通气管插入术）。

仅仅切开鼓膜，或者仅实施切除扁桃体的手术，对于分泌性中耳炎的治疗是不正确的。

服用药物可以治好此病是没有医学根据的。抗组胺药、缓解充血药物对分泌性中耳炎的治疗并没有效果。

　　过敏与分泌性中耳炎的因果关系在医学领域上依据并不是十分充分、充足。另外，进行过敏治疗是否有效等相关的医学问题，证据也并不明确，所以，不推荐把分泌性中耳炎的治疗当作过敏性疾病来医治。

小 提 示

观察孩子的状况，弄清听力下降对孩子的影响

　　虽然分泌性中耳炎在大多数情况下是可以自然痊愈的，但是辨别清楚是否有听力下降影响到患儿学习等情况的发生也是至关重要的。

　　没有明确的治疗方案，药物的效果目前还没有十分的医学依据。

　　请家长准确了解什么是分泌性中耳炎以及要观察儿童哪些地方的变化。

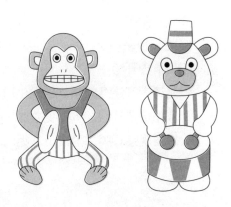

谈谈耳垢（屎）

摘要

是否清除掉耳垢（屎）比较好?

◎ 耳垢可以自行排出，所以，耳垢的清除其实是没有必要的。

◎ 耳垢有保护鼓膜前的外耳道的作用。

◎ 耳垢堆积太多影响听力时有必要清除耳垢，但是这种情况比较少见。

◎ 清除耳垢的次数较多会导致儿童产生压力感。

没必要非要清理耳垢（屎）
耳垢（屎）可以自行排出

在儿科、耳鼻科常有因想清洁儿童的耳垢而前来就诊的家长。但是，家长一定非要去医院清除耳垢吗?

答案是：没必要非要清理。

耳垢是指耳朵中的皮肤碎屑和成块的分泌物。它有保护鼓膜前的外耳道的作用。随着嘴巴和身体的活动，耳垢会从耳朵入口处自行排出。

并且耳朵中的皮肤每日会从耳朵内部稍微地向外部移动一点点。

因此，耳朵内部一般是不会堆积耳垢的，特别是耳垢较干的人，所以，基本不用清理耳垢。

但是请大家注意的是，当发生以下两种情况时有必要清除耳垢。

• 耳垢堵塞耳洞，听力变差时（这种情况极少发生）。

• 想要观察耳膜，但由于耳垢的堵塞无法仔细观察时。

频繁的清除耳垢
会使儿童产生恐惧的心理

从小在家里掏耳垢或者去医院的耳鼻科清除耳垢，可能会使儿童对清除耳垢产生强烈的恐惧感，尽量在年龄稍大时再清除耳垢。

有些家长仅仅因为"能看到耳垢，觉得不舒服想要取出来"而频繁清除耳垢，这样会导致儿童产生压力感，请一定要家长注意！

我的诊所在无法观察鼓膜的时候才会清除耳垢，清除范围直至差不多可以看清楚鼓膜。如果耳朵听力没问题，即使有耳垢但也能观察到鼓膜时，没有必要彻底清除完耳垢。

彻底清除耳垢可能会损伤外耳道或鼓膜。对于幼儿来说耳朵中进入了东西是非常恐怖的，不要采取毫无意义的处理方式，这对于抚育儿童缓解压力来说是非常重要的。

✚ 知道后才安心

谈谈流鼻涕

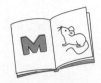

摘要　**流鼻涕时该如何护理？**

◎ 在鼻窦炎、鼻黏膜炎、上呼吸道炎、支气管炎等感染症的治疗中，暂时用吸引器吸出鼻涕也有效果的这一说法是没有医学依据的。

◎ 患感冒或感染症时鼻腔的黏膜内引发了炎症，过度的擤鼻涕、用吸引器吸出鼻涕是不妥当的。

◎ 夜间儿童因鼻塞而表现得较为不适时，可以为了暂时性地改善症状以便入眠，而采取清洗鼻子、用吸引器吸出鼻涕等措施，这样较为妥当。

◎ 在家中想要吸引鼻涕时要正确地使用市场上出售的鼻涕吸引器。选择在患儿洗完澡后分泌物变得较为柔软时，再慢慢地进行吸引比较妥当。

鼻涕是一种身体反应
可以调整温度、湿度以及排除异物

婴幼儿在患有鼻黏膜炎或鼻窦炎时，鼻涕吸引在治疗中是否有医学的意义？以下对其进行说明。

首先，最初为什么会流鼻涕？

鼻子具有吸入空气，感知味道的功能。因此，就有调节吸入空气的温度及湿度，防止外界异物的入侵的功能。这就是鼻涕的功能。

下面举例具体说明流鼻涕的意义。

• 调节温度、湿度

我们都有过吃了热拉面或者喝了热茶后会流鼻涕的经历，这是因为鼻子感知到吸入了热空气（蒸汽）而流出了鼻涕。因为热空气进入气道或肺部后，会伤害到进行空气交换的重要器官。也就是说，为了冷却热空气而流鼻涕。

反之鼻子感知到吸入了冷空气而流出鼻涕，可以提升空气的湿度，使之接近体温。

• 将从外界进入体内的异物排出

强烈摇晃胡椒等具有较强刺激的香料时人会打喷嚏，这是因为鼻子感知到了异物（香料），为了防止吸入刺激物才会打喷嚏。感冒或花粉过敏时，为了赶出侵入人体的病毒或花粉从而流鼻涕。打喷嚏和咳嗽也一样，都是为了从体内赶出病毒、与疾病对抗。

为了保护身体不被病毒侵害，或者赶出进入体内的花粉，这些都是身体的防御反应。

感冒时不要过度的擤鼻涕
过敏性鼻炎可用热毛巾热敷鼻子

患儿感冒或感染症时鼻黏膜会变红，因为病毒引起了鼻黏膜的炎症反应。所以，此时过度的热敷鼻子、过度擤鼻涕、反复吸引鼻涕会刺激鼻黏膜，这样做是不对的！

过敏性鼻炎时鼻黏膜有时候会变成白色，这是因为此时血液的循环变差。所以，吸入和体温相当的温蒸汽、一边用热毛巾捂住鼻子一边慢慢地呼吸、热敷鼻子后可以改善鼻塞和流鼻涕症状。

吸引鼻涕到底有没有效果还是个未知数
也可以说是没有意义的治疗方式

大家知道鼻涕是保护人体的一种反应。使用药物停止流鼻涕、过度地吸

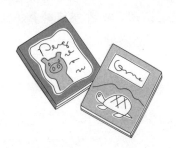
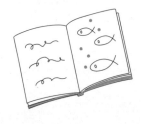

引排出鼻涕，损伤了鼻黏膜后反而有可能会使症状恶化。

每日去耳鼻科进行鼻涕的吸引，这是毫无医学根据的，反而有可能使小孩产生害怕去医院的心理。

凭经验而谈，在急性鼻窦炎的治疗方针中"鼻涕吸引"也是缺乏医学根据的。简单来说，虽然不能证明鼻涕吸引是有效果的治疗，但一直以来都采取这样的治疗措施，所以就继续这样治疗。鼻涕吸引到底有无效果目前无法知晓，可以说这种治疗方式是没有意义的。

鼻塞时进行鼻涕吸引
改善鼻塞症状未尝不是个好办法

鼻塞的时候一定要十分注意，鼻塞是指鼻黏膜因有炎症导致红肿、吸入空气的通道变窄，或鼻涕等分泌液在鼻腔内部堆积并凝固的两种状态。

当鼻黏膜红肿时，由于黏膜有炎症且有淤血，此时为了改善患儿病状可以使用鼻塞喷剂、鼻塞吸入器等。鼻涕等分泌液堆积时，在家可用鼻子吸入蒸汽，也就是只用鼻子进行呼吸，可以软化凝固了的分泌物。此时进行鼻涕吸引也是不错的方法。特别是因为洗澡的时候或洗完澡时分泌物较软，比较容易擤鼻涕也容易进行鼻涕吸引。但是过度的鼻涕吸引或过度擤鼻涕可能会导致病情恶化，家长一定要十分注意！

小 提 示
关于幼儿的鼻涕吸引

鼻涕吸引对于治疗疾病没有什么帮助，但是也不是说完全一无用处。幼儿的问题是鼻涕太多会导致无法入眠或无法喝奶。

此时，为了暂时改善病症，保证患儿较顺畅地喝奶和保证充足睡眠恢复体力，可以适当地进行患儿的鼻涕吸引。

哺乳期幼儿可以使用市场上出售的宝宝吸鼻器（日本的一种用嘴吸的鼻涕吸引器），或鼻涕吸引器等。

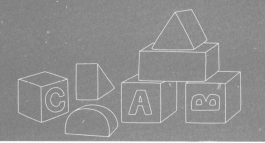

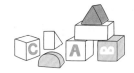

✚ 知道后才安心
谈谈尿布皮炎

摘要

什么是尿布皮炎?

◎ 因为尿不湿中的小便或者大便长时间接触皮肤导致的皮肤炎症。

◎ 尿不湿中的湿度较高皮肤容易受到损伤,并且因尿液中含有的成分,以及大便中的细菌等刺激也容易引起炎症的发生。

◎ 屁股处在一个潮湿的环境下容易繁殖真菌,这样的原因也会引发尿布皮炎的可能。

◎ 预防是关键,要勤更换尿不湿,保持屁股干净卫生并且处在干燥的状态。

家庭护理非常重要
经常冲洗患儿屁股,让屁股保持干燥

首先,保证屁股的干净卫生。如有大小便排出,请尽早更换尿不湿。注意点:用热水浸泡过的毛巾或者卫生纸等轻轻擦拭残留部位,等屁股完全晾干的情况下,再换上新的尿不湿。

当患儿有尿布皮炎同时遇到尿不湿中存有大便时,首先,使用温水对患儿屁股进行冲洗。没必要用装有温水的喷雾器来进行缓慢清洗。

在清除排泄物残留之后一定要确保屁股晾干。推荐使用较柔软的毛巾轻轻地将水分擦拭掉,这相较于使用吹风机烘干等方式会更少地刺激患儿的皮肤。

请涂抹氧化锌软膏或者非类固醇类软膏
类固醇类的软膏也可以使用

◆涂抹氧化锌软膏时，切忌勿沾上大小便排泄物

患儿感染尿布皮炎的话，请将氧化锌软膏这种白色软膏涂抹在其炎症部位，且不要让大小便排泄物沾在皮肤上。当有大小便排出时，将排泄物清除干净后，再次把软膏脱落的部位涂抹均匀，让白色软膏像保护壳一样均匀地涂抹在屁股上。泡澡时，软膏会被全部洗掉，等洗完澡之后，再次涂抹上即可。坚持 3~4 日之后症状得以改善。

◆使用有消炎作用的非类固醇类的涂抹药

当感染的炎症较为严重时，可以使用有消炎作用的非类固醇类软膏。

◆炎症较严重时，短期内可以使用类固醇药物

当感染的炎症非常严重时，短期内可以使用类固醇类的药物控制感染。

◆如果是由真菌引起的，可以使用抗生素类的涂抹药物

如果儿童长时间不更换尿不湿，尿不湿内会变得非常潮湿从而引发真菌的繁殖。如果尿布皮炎的部位出现红色的点点可能是由真菌所引发的，请使用抗生素类涂抹药物进行治疗，并尽快向医生咨询。

✚ 知道后才安心
谈谈痱子

摘要

什么是痱子？

◎ 出汗的毛孔（汗腺）被堵住导致汗液无法排出体外所引发的炎症。

◎ 痱子基本是可以在家进行护理治疗的。不需要使用药物也可以完全康复。

◎ 家庭护理的窍门是，不要堵住排汗口，使皮肤保持清洁。

痱子是可以在家里进行护理治疗的
注意经常擦拭汗液以及衣服的材质

当孩子出汗时，可以用沾湿的纱布或者毛巾等较软的布料轻轻地擦拭汗液，也可以去冲洗淋浴。

夏季温度和湿度都非常高，较好地利用空调来调节房间温度，使儿童身体不会排出过多的汗液。并且，请让儿童穿着一些容易吸汗的衣服，切记当孩子衣服被汗水浸透时需勤换衣服。

如果在家护理不能恢复
可能是引发了炎症，请去医院就诊

家长在家使用如上所述的基本护理方法，孩子的痱子依然不能很好恢复，或者痱子被抓破导致细菌感染引发炎症等情况下，请去医院就诊治疗。

痱子分为两种
这两种的治疗方法不一样

• 红色的痱子 = 红色粟粒疹

通常说到的痱子基本都是红色痱子。如果患儿伴有发热、刺痒感强烈、因挠破变为湿疹，以及过敏性皮肤炎的情况下，症状有急剧恶化的可能。

另外，当痱子与细菌感染并存时，可能还会引发脓疱病或多发性汗腺脓肿等疾病。

• 白色清亮的痱子 = 晶形粟粒疹

也属于痱子的一种，其特征是像水疱一样，疱液清澈透明、无痛、无痒。种类不同治疗方法也不同。

红色粟粒疹严重时，可以使用非类固醇类的消炎药或者类固醇软膏。另外，当患儿感觉有强烈的全身刺痒感时，可以使用抗组胺药的口服药以及涂抹药。

晶形粟粒疹是暂时性的，不处理也没有关系，数日之后便会消失。

预防痱子的第一步是
保持皮肤的干净卫生，防止病情恶化

首要任务是防止患儿长出痱子，因此，要保证皮肤的干净卫生。另外，即便长出痱子，为了不让症状加重恶化，也要经常注意皮肤的干净卫生。

如果不注意儿童皮肤的干净卫生，不管使用多少药物，痱子依然会复发。保持皮肤清洁可以有效地预防因痱子而引发脓疱病等病症的发生。所以，请家长一定要做好家庭护理哦！

儿童的皮肤经常容易出现问题，每天对儿童的皮肤进行护理有利于预防与治疗皮肤的问题。切记不要给孩子胡乱使用不必要的药物。

说实话，儿童所患疾病一般不使用药物也可以自然康复。药物虽然有效，但是也同样具有不良反应。所以，不需要遇到问题就立即使用药物，必须药物治疗时再选择相应的药物。

痱子多发在额头、头部、颈部、腋下、脊背、肘窝、腘窝等容易堆积汗液的部位。

当气温或湿度上升时，成年人为了让体温下降会分泌汗液，同时，也会通过自律神经自动调节人体的体温。

对于身体功能还未发育成熟的儿童来说，只能通过分泌汗液来调节体温。另外，因为儿童的身体与大人具备同样数量的汗腺（出汗的毛孔），儿童要比大人多分泌出 2~3 倍的汗液。

因为大量的汗液容易堵塞汗腺，所以容易引起痱子的发生。

第四章　儿童常见的皮肤疾病

谈谈痱子

✚ 知道后才安心
谈谈荨麻疹

💗 摘要   荨麻疹是什么？

◎ 突然出现类似被虫子叮咬的疹子，疹子发红且伴有瘙痒，有时像地图一样全身蔓延。

◎ 通常在数小时内消退，但会反复出现。

◎ 70%的人能在1周内治愈，90%的人在1个月内治愈。

◎ 特发性荨麻疹大多发病原因不明，极少数能通过食物等因素确定发病原因。

◎ 治疗方法为内服抗组胺药并在强烈瘙痒的部位涂抹药物。

◎ 荨麻疹发疹期，应避免运动或泡热水澡，在凉快的地方静养。

◎ 除了荨麻疹外，若出现呼吸困难、声音沙哑、精神恍惚、视线涣散、对呼叫反应迟钝等症状时，请立刻叫急救救护车。

尽管荨麻疹暂时消失了
但随着时间和场所的改变还会反复出现

　　荨麻疹会出现瘙痒，并伴随凸起的红色皮疹，这些皮疹与无病状的皮肤的分界较为清楚。

　　发疹大多为类似被虫子叮咬的圆形疹，大小各种各样，有几厘米的，还有甚至比手掌还大的，大多数发疹的疹子会紧挨着，像地图一样。有意思的是，大多数发疹在数小时内会暂时消失，尽管暂时消失，但随着时间和场所的改变有可能会反复出现，有70%的人能在1周内治愈，90%的人在1个月内治愈。

　　持续1个月以上的我们称为慢性荨麻疹。

荨麻疹分为过敏性荨麻疹和非过敏性荨麻疹

荨麻疹根据病因可分为过敏性荨麻疹和非过敏性荨麻疹。体内与过敏相关的细胞（肥大细胞）释放出引起荨麻疹症状的物质（主要是组织胺），引起皮肤周围的血管水肿和瘙痒等。最终不管哪种荨麻疹都会出现一样的症状。

因此，仅靠最终出现的症状是无法区别过敏性荨麻疹和非过敏性荨麻疹的。

简单来说，过敏性荨麻疹的病因与过敏相关的肥大细胞释放出组织胺有关，极少数人大约不到 5%~10% 可以通过检测 IgM 抗体数量的上升查明变应原。

大多数的过敏性荨麻疹在摄取或触碰到致病物质后 15~30 分钟内会出现发病症状。

各种各样的物质和因素
都可引起荨麻疹或使其恶化

如前所述荨麻疹的发病为过敏所致，但有时又与过敏无关。

过敏性荨麻疹在荨麻疹疾病中所占百分比较少。主要是由于食物、药物、植物、虫子等原因引发。

导致过敏的物质除此之外还有很多，有时很难简单地查明致病因素。

非过敏性荨麻疹分为特定的原因导致的刺激诱发型荨麻疹和无法确定原因的特发性荨麻疹。

小 提 示
发生过敏反应时，请立刻叫救护车

由食物等特定的物质引发的荨麻疹除了皮肤症状以外，也可引发体内范围较广的反应，严重时导致呼吸、循环障碍的症状被称为过敏性反应。

先是嘴巴或嗓子不适、瘙痒、胸闷、恶心，然后皮肤发红、荨麻疹或眼睛肿大、嘴唇肿大、声音沙哑、想犬吠一样的咳嗽声、哮喘发作、呼吸苦难或呕吐，紧跟着会精神恍惚、对于呼叫没有反应，导致意识障碍、甚至有生命危险。

除荨麻疹外出现呼吸困难、声音沙哑、精神恍惚视线涣散、对于叫唤反应迟钝等症状时，请立刻叫救护车去医院。

• 刺激诱发型荨麻疹

物理刺激： 抓挠（机械刺激）、寒冷、日照、温热、压迫、接触水等。

胆碱能性： 出汗导致皮肤的神经分泌乙酰胆碱引发荨麻疹。

原发变态反应素[※]**：** 接触或摄取猪肉、笋、山芋、西红柿、香蕉、奇异果、菠萝、茄子等。

※原发变态反应素不是由于食用某种食物使身体产生过敏反应导致瘙痒和发疹，而是食品中含有该成分的物质与皮肤直接接触，出现与过敏一样的症状。例如，因山芋导致嘴巴周围或皮肤瘙痒的人不少，这是由于山芋中含有的被称为乙酰胆碱的物质与皮肤直接接触而导致出现荨麻疹的病状。因此，不食用山芋仅触碰就会出现病状。

药剂、环境物质： 与原发变态反应素一样直接诱发症状的药物或空气中含有的化学物质。

易引发荨麻疹的情况和环境的具体例子

□ 病毒、细菌等传染症

□ 疲劳

□ 时刻（每日时间的变动：从傍晚至黎明病情恶化）

□ 压力

□ 特应性皮炎（针对出汗等的胆碱能性荨麻疹）

□ 食品内的防腐剂、人工色素等

□ 结缔组织病及类似的疾病

□ 其他的内脏器官病变

（摘自日本皮肤科学会杂志2005"关于荨麻疹病症的恶化·背景因素"）

※如上所述，荨麻疹会根据各种错综复杂的因素所引发。

荨麻疹发生的病因中，过敏性和非过敏性的刺激诱发型为特定病因，其实80%以上为特发性荨麻疹，是无法确定病因的。

有时病因往往不止一个，如上表所示，大多由感冒、过度疲劳、压力过大等各种原因相互重叠引发疾病。

所以，因荨麻疹去医院就诊时，当患者或家属问医生"原因是什么"时，往往得到的答案是"不清楚具体的原因"。因为，确实没办法能准确确定病因。

无需对急性荨麻疹进行检查
食物引发的荨麻疹较少见

荨麻疹的诊断比较简单，大多数为发病原因不明的特发性荨麻疹。因此，不需要做检查查明病因。

担心食物（食物过敏）的人不少，但由于食物过敏而引发荨麻疹是较少见的。

查明荨麻疹病因的检查方法为①通过血液检查检测特异性 IgM 抗体，查明针对各物质的免疫反应的数值；②将可能致病的物质涂抹在皮肤上（点刺试验等），看是否能引起荨麻疹；③食用致病的食物后，再看实际是否出现病症，该方法称为"负荷检验"。

血液检查是安全的检查方法，可以从症状大致推测致病食物，该结论有时也是可信的，但并非可能性高就能确诊病因，说到底也就是只可供参考。

仔细观察患儿，注意其在进食后是否出现荨麻疹？是否发生过敏反应（参见 83 页"发生过敏反应时，请立即叫救护车"）？此外，在进食后 15~30 分钟内只出现荨麻疹等皮肤症状且反复多次出现时，大多考虑是食物过敏所致，请向医生咨询。

治疗方法为同时使用抗组胺药和止痒的涂抹药

关于荨麻疹的治疗，在知道原因时要将致病因子除去。但是因为大多数荨麻疹的致病原因不明，所以要服用抗组胺药，并在强烈瘙痒的部位涂抹药物。

关于抗组胺药要选用第二代，第二代与第一代相比不容易犯困、不良反应相对较少。有时仅使用一次症状便可消失，但是，会时而出现时而消失。因此，请坚持 3~5 日持续服用，病状长久不见好时，坚持服用 1 个月左右，可以慢慢地减少用量。

小 提 示
患荨麻疹时的家庭护理

注意生活规律，好好休养，保证睡眠。食用新鲜的添加物较少的食物。

出现荨麻疹时，应避免运动和泡热水澡，在凉快的地方静养是关键。

另外，用保冷剂或冰块等较凉的东西冰敷出现荨麻疹的部位，也可以缓解不适。

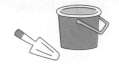

✚ 知道后才安心
谈谈高热惊厥

♡ 摘要

高热惊厥是什么?

◎ 体温≥38℃时发生的惊厥,该疾病较多发于儿童。

◎ 单纯性高热惊厥不会损害大脑或导致智力低下。

◎ 每日发作1次,且在15分钟以内可恢复意识,为较轻的单纯性高热惊厥,不是严重的惊厥。

◎ 发生惊厥时,请家长沉着冷静处理!不要慌张,冷静处理是最重要的。

◎ 不要把一些东西放入患儿嘴中,也不要对患儿进行人工呼吸。

◎ 发作时间持续5分钟以上、痉挛停止但对呼叫没有反应、反复发作时请紧急呼叫救护车。

◎ 反复发生高热痉挛时,可以服用预防惊厥的药物。但是,请询问医生看患儿是否有必要服用。

**发热引起的单纯性高热惊厥
不会损害大脑或导致智力低下**

惊厥(痉挛)是儿童中较为严重的疾病。常见发热时翻白眼、全身抽搐、手脚发抖的高热惊厥。

高热惊厥是指伴随着38℃以上的高热,在婴幼儿期(大约为5岁前)发作的痉挛，7%~8% 的儿童会发生该病状。它是大脑等中枢神经的感染症，没有明确的致病因素，不会损害大脑或导致智力低下。此外，60%~70% 的儿童一生只会发作 1 次。

但是诊断高热惊厥时，必须要判断是否有细菌性脑膜炎、急性脑病综合征、急性脑炎、癫痫、电解质紊乱、低血糖、高氨血症、脑肿瘤等严重的疾病。

因此，家长要准确把握高热惊厥的特征。

一日一次且发作时间较短、双侧躯体对称性的惊厥
为单纯性的高热惊厥，不是严重的惊厥

患儿有以下特征的高热惊厥被称为单纯性高热惊厥。

单纯性高热惊厥可直接判断为典型的高热惊厥，基本不需要进行详细的检查。准确把握惊厥的持续时间和次数、惊厥的发病情况是否有差异、全身惊厥还是身体某个部位的惊厥，并表达给医生。

单纯性高热惊厥的特征

□ 发作时间在 15 分钟内（能很好地恢复意识）。

□ 24 小时内不重复发生 2 次以上的惊厥。

□ 全身性双侧对称性的惊厥。

即使发生了惊厥
不要陷入恐慌，要沉着冷静处理

当儿童发生惊厥时大多表现为丧失意识、面色不佳。由于突然出现这样的症状，很容易使家长变得恐慌。

发生惊厥时，选择适当的处理方式是很重要的。下面为大家说明发生惊厥时的处理方法。

【发生惊厥时的处理方法】

① 首先请家长保持冷静，这一点是最重要的！此时，如果家长陷入恐慌就无法适当的处理，请家长一定要保持十分冷静。

② 接着让儿童躺下，此时，身体应侧位躺下。惊厥有时会发生呕吐，该

措施可以使吐出物不堵塞气管。如果向上平躺，吐出物容易进入气管发生儿童窒息。

③ 请准确把握惊厥发作持续的时间。5分钟内恢复正常，之后意识清晰（对于呼唤有反应、视线可以集中、能听从指示）的话，请在惊厥发作后去医院就诊。

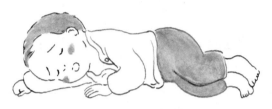

图5-1　惊厥时的正确躺姿

为了使吐出物不进入气管，应使身体侧向躺下。

④ 惊厥持续5分钟以上时，请紧急呼叫救护车去医院就诊。惊厥停止后意识和脸色都不能恢复正常、反复惊厥时请立刻去医院就诊。

惊厥时请不要为了防止咬伤患儿舌头，把某些东西放入嘴中，也不要在患儿面色不佳时突然进行人工呼吸。嘴巴中放入的东西可能会导致窒息，吐出物可能会因为人工呼吸进入气道导致窒息，甚至有生命危险。

请遵守①～④的顺序冷静处理惊厥。

发生高热惊厥后
不是所有的儿童都需要服用预防药物

反复发作高热惊厥的儿童，可以在发热时使用地西泮，服用抗惊厥的药物等预防高热惊厥。

但是不是所有的儿童在发生高热惊厥后都要服用预防惊厥的药物。理由是60%~70%的儿童一生只发作一次高热惊厥，前面所述的单纯性高热惊厥（参考87页"单纯性高热惊厥的特征"）不会损害大脑或导致智力低下。并且，地西泮是作用于大脑及神经的药物，会产生不良反应。例如，可能会出现类似于喝醉酒时的东倒西歪站不稳、长时间的睡眠或者兴奋无法入睡。

因此，对什么样的儿童容易反复高热惊厥，发热时是否应使用预防药物，以下将进行详细说明。

（1）无须治疗只需仔细观察情况的儿童

过去高热惊厥发作在 2 次以下，并且不是以下（2）（3）项的情况。

（2）建议使用地西泮进行预防的儿童

- 曾经发作时间持续在 15~20 分钟以上。
- 下面的注意要点中满足 2 项或 2 项以上，过去曾发作过 2 次以上。
- 短时间内多次发作（如半日 2 次、半年 3 次以上、一年 4 次以上等）。

（3）建议每日服用抗惊厥药的儿童

- 低热时惊厥发作次数在 2 次以上。
- 曾经有过 15~20 分钟以上的发作时间较长的高热痉挛，并且在发作前无法察觉发热，可能会导致地西泮的使用时间延迟。
- 曾经有过 15~20 分钟以上的发作时间较长的高热痉挛，发热时使用地西泮也没有效果，长时间持续的高热痉挛的情况下。

以上的观点仅作为参考，美国的指导方针中被称为单纯性的典型性高热痉挛，尽管发作多次也不需要服用预防性药物。

抑制惊厥的药物是作用于大脑或神经的药物，因此，会产生不良反应。判断是否应该使用预防惊厥的药物可能会比较难，为了防止使用不必要的药物，请准确把握何时需要使用预防性药物。

惊厥发作后，不知应不应该使用预防性药物时，请一定要向医生咨询。请家长明白，正确地使用必要的药物才能守护儿童的健康。

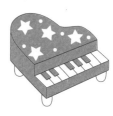

高热惊厥的注意要点

☐ 高热惊厥发作前有明显的神经系统异常或发育的延迟。

☐ 单纯性高热惊厥以外的惊厥发作（呈左右不对称的惊厥、发作时间持续在 15~20 分钟以上的惊厥、24 小时内反复发作的惊厥）。

☐ 父母、兄弟姐妹患有癫痫。

☐ 未满 1 岁发生高热惊厥。

☐ 父母双方或者某一方在儿时曾经发作过高热惊厥。

✚ 知道后才安心
谈谈便秘

♡ 摘要

便秘是什么?

◎ 直肠内粪便长时间积存,导致直肠伸长无法感觉到排便的刺激形成便秘。

◎ 儿童在排便时感觉到疼痛感,会产生对排便的恐惧心理,不想排便导致长时间便秘。

◎ 家长放任儿童轻度的便秘不管,必会导致长时间的便秘。

◎ 便秘严重时可以灌肠或使用药物,总之,要使大便排出。

◎ 重要的是多喝水和多补充食物纤维。

◎ 不要小瞧便秘,要尽早治疗,养成每日1次排便的习惯,对儿童身心健康与发育是很重要的。

粪便大量积存导致直肠伸长,无法感觉到排便的刺激导致便秘

直肠具有柔软且能伸长的特性,在这里粪便积存会导致直肠伸长,可以积存大量的粪便。

小时候因为各种原因便秘,直肠连续存积粪便,导致形成直肠伸长的状态。这种状态一直持续会导致很难感受到粪便进入直肠的刺激感,便秘就会变得更严重,因此,不要造成直肠伸长是最重要的!

小时候偶尔或轻度的便秘,之后可能会转为慢性便秘。

关于便秘另一个需要重视的问题是粪便变硬,且排出时伴随疼痛。伴随排便的疼痛,患儿会对排便产生恐惧心理而拒绝排便。琐碎的小事可能会引起便秘渐渐地越来越严重,所以,不要小瞧便秘,请到医院就诊。

症状严重时可能会从直肠内存积粪便的旁侧流出稀水样便

便秘严重时，患儿排便可能会发生肛裂出血的现象，再严重时还会从直肠内存积粪便的旁侧漏出腹泻状的粪便。

如果长时间放任便秘不采取措施，会导致自己在没有感觉的情况下失禁。可能出现因大便漏出、压力积累产生腐败之气、被周围的人说"好臭"等困扰。

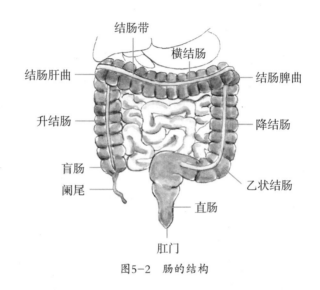

图5-2　肠的结构

以上的情况下，可以采取灌肠或清洗肠道。最严重的时候要采取全身麻醉，把堵塞在大肠内的粪便取出。

重要的是在便秘初期就要认真治疗，保持粪便柔软，养成每日1次排便的习惯。

治疗便秘的原则是灌肠或使用药物排便

•排便

关于便秘重要的一点是不要在直肠内存积粪便。常有家长担心"会不会对灌肠产生依赖性""经常吃药导致依赖药物，不会更难治疗便秘吗"等问题。其实，上述的担心是多余的。

如果不采取灌肠或不使用药物就没办法排便时，就必须要灌肠或使用药物了。

可以自然排便的话，也就不需要灌肠和使用药物了。

下面为大家介绍一些主要的药物。

【甘油灌肠剂】

甘油灌肠剂可以通过吸收直肠壁上的水分产生的刺激促进大肠蠕动，对于排出直肠内存积的粪便是非常有效的手段。

【氧化镁制剂】

氧化镁制剂可以使粪便因水分含量增加变得柔软。服用的量可以依据粪便的硬度来调整。根据粪便硬度不同对药物的用量和服用次数进行调节是较佳的方法。

【匹可硫酸钠】

该药物的使用方法为晚上睡觉前滴入口腔内。匹可硫酸钠可以让小肠停止分解直接进入大肠，依靠大肠内的细菌进行分解并刺激大肠使之蠕动促进排便。

【麦芽提取物】

其主要成分为麦芽糖，麦芽糖被大肠内的细菌分解（发酵）后产生的气体可以促进通便。是比较温和的药物，主要用在婴幼儿的便秘治疗中。

• 用棉棒刺激肛门

对于婴幼儿，用棉棒刺激肛门可以促进排便。在棉棒上涂抹婴儿油等物质，将棉棒前端鼓起的部分插入肛门内，会稍微产生刺激感利于排便，所以，可以试试看这个方法。

• 减少对排便的恐怖感及压力

紧张的状态下，调节大肠的神经失去平衡往往容易导致便秘。因此重要的是创造轻松的氛围。也有人说，如果母亲神经质的话，儿童容易便秘。日常生活中缓解压力，在排便时创造轻松的环境是非常重要的。

• 注意饮食

灌肠或使用药物后大肠习惯了不存积粪便，此时进行食物疗法是非常有效的。

多补充食物纤维和水分是很重要的，但是对于婴幼儿来说通过饮食控制是非常难的。在能够控制饮食前，灌肠和合理的使用药物是很有效的。

不要小瞧便秘而放任不管
排便的习惯会影响儿童的发育

重要的是，不要认为仅仅只是便秘就放任不管！尽早采取措施，可以预防慢性便秘。另外，大肠神经相关的疾病或肛门部位的异常等也会引起便秘。因此，便秘时一定要看医生，这点对于今后的治疗是非常重要的。

反复持续性的便秘需要长久的治疗。因此，请在药物即将用完前去医院就诊。排便的习惯会对儿童的心理，以及身体的发育产生很大的影响，家长不要仅仅因为是便秘就轻视它。

小 提 示
排便的过程

首先，让我们了解一下排便的过程。

通常 1~3 日排便 1 次。液体的粪便通过大肠时，被大肠吸收了水分变成了固体形状，逐渐到达直肠。

直肠是肛门前面连接的部位，粪便积存导致直肠伸长，把直肠伸长的刺激传达到大脑内，人就会产生便意（即想要排便）。大脑中掌管大肠蠕动的神经就会发出指令，最终通过大肠挤压粪便，使粪便从肛门处排出。

粪便排出后直肠又收缩成正常状态，就会有排便顺畅的感觉。

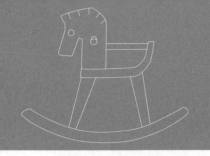

✚ 知道后才安心
谈谈中暑

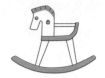

摘要

什么是中暑?

◎ 高温潮湿的环境下，人体内水分及盐分的平衡失调，体温调节出现障碍，若散热障碍导致热蓄积，则容易发生中暑。

◎ 当出现头晕、起立时会有眩晕、肌肉及身体不适、呕吐、虚弱等症状时，可能是中暑。

◎ 当发现是中暑时，请立即前往凉快的地方，最好是到开有空调的房间内。

◎ 脱掉衣服散出体内热气，适当使用扇子或者电风扇，并用沾湿的毛巾擦拭全身。用冰袋敷在颈部、腋下、大腿根部会有很好的效果。

◎ 为了预防起见，当在运动时或者高温潮湿的室内时，请多喝口服补液盐（商品名ORS）以及运动饮料来补充水分。补充水分的同时盐分的补充也是十分重要的。

◎ 适当的外出使身体适应室外的温度也是非常重要的。

预防中暑是非常重要的
在高温潮湿的环境下大量出汗时要注意补充水分

中暑有时会危及生命，所以，必须提前预防避免发生意外。
在高温潮湿的环境下运动后，不管出汗的多少，不摄取含盐分的水分依然可能引发重症中暑。特别是儿童，即便没有运动，但长时间待在高温潮湿的环境下依然可能引起中暑。

经常可以看到年轻男性、中年男性以及老人发生中暑的情况，特别是年轻男性，在运动的时候为多发期。

在 1968 年 –2009 年的 42 年间，日本因为中暑而死亡的人数有 7625 人之多。随着每年气象环境发生很大变化，0~4 岁以及 10 岁左右儿童的死亡数随之增多（根据日本环境省《中暑环境保健手册 2011 年》）。

根据症状程度可以将中暑分为 3 类
重症中暑会危及生命

可以将中暑从先兆到重症分成 3 类
- 轻度：热痉挛和热厥
- 中度：热疲劳
- 重度：热射病

接下来详细介绍关于轻度到重度都会出现哪些症状。

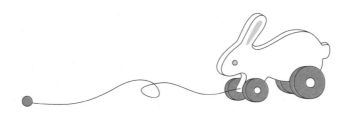

轻度中暑的症状

☐ 体温在 38℃以下

☐ 会大量出汗

☐ 皮肤湿冷

☐ 面色苍白

☐ 四肢抽搐

☐ 腹痛、呕吐

☐ 头晕、眩晕、神志不清

中度中暑的症状

☐ 体温在 38~40℃

☐ 出汗

☐ 面色苍白

☐ 呼吸急促、脉率增快

☐ 血压下降

☐ 呕吐、头晕

☐ 肌肉伴有疼痛地抽搐

☐ 浑身乏力

☐ 注意力涣散

☐ 神志不清

重度中暑的症状

☐ 体温在 40℃以上

☐ 不出汗

☐ 皮肤灼热

☐ 皮肤干燥

☐ 失去意识

☐ 脉搏增快、血压下降

☐ 呕吐、腹泻

当发现是中暑时，请立即前往凉快的地方
身体凉下来后再前往医院就诊

当发生中暑时应采取的措施首先是在运动的情况下先停止运动，然后立即前往凉快且通风的地方。如果可能的话，最好是开有空调的房间内。

然后，请及时前往医院进行适当的治疗。虽然，要根据症状程度来决定治疗方法，但是，治疗的根本还是要立即让身体降温、补充水分、盐分、防止脱水的发生。

如果意识清晰并可正常做出应答时，可以直接通过嘴巴来补充水分。当

呕吐、神志不清时，则需要通过点滴来补充水分。

•关于身体降温的办法

利用以下 4 种方法可以有效地让体温降下来。

- **散热：**环境温度下降 = 转移到凉爽地方。脱掉衣服，方便散出体内的热气。

- **传导：**接触低温东西 = 让身体接触较冷的东西（如冷水浴、冰枕、冷却垫等）来帮助散出体内热气。用冰袋敷在颈部、腋下、大腿根部会有很好的效果。当体内循环的血液温度下降时，体温也就自然而然地降下来了。

- **对流：**给身体周围送风形成绝热带 = 使用扇子、吹风机等进行送风。

- **蒸发：**在湿度较低的地方打湿身体，热蒸发后体温便会下降 = 水分蒸发时带走体内的热量。可以用沾湿的毛巾擦拭全身。低于体温的温水不会导致血管收缩。

身体降温法是不需要去医院就诊就可以立即采取的方法，情况较为严重时，身体冷却后请立即去医院就诊。

适当的外出使身体习惯外界的热度
这样有助于预防中暑

预防中暑是非常有必要的。

在高温潮湿的环境下，摄取适量的水分可以很好地预防中暑。

但是只喝茶或者普通白开水，身体是无法吸收这些水分的，必须要补充含有电解质（钠或钾）的水。它与人体体液渗透压相近，能迅速补充人体流失的水分和电解质。推荐使用运动饮料或者口服补液盐（商品名：ORS）。

不适应酷热的人群很容易引发中暑，所以，为了更好地预防中暑，适当的外出活动可以让身体习惯外界的温度哦。

中暑特别严重时有危及生命的可能。所以，一定要提前预防，避免发生意外。当患有重症中暑时，特别是体温超过 40℃、停止发汗、丧失意志等情况下，请立即去医院就诊。

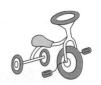

✚ 知道后才安心
谈谈脑外伤

摘要

什么是脑外伤?

◎ 因为儿童在受伤后不能很好地阐述自己的状况以及症状,所以,必须慎重地通过观察来判断。

◎ 当患儿出现意识模糊、精神状态不佳、面色不佳、呕吐、痉挛等情况时,请家长立即带着患儿去医院就诊。

◎ 脑袋遭到碰撞后即使看似没什么事情,但随着时间推移症状可能会慢慢出现。所以,在第一个24小时中一定要慎重仔细观察。

当头部遭到碰撞后,出现精神状态不佳、面色不佳、呕吐、痉挛等情况时一定要提高警惕了

儿童的脑外伤一定要慎重观察情况。特别是新生儿,即便出现脑出血,但症状反应却不明显。或者婴幼儿在跌倒、头部受伤等情况时,他们也不能很好地跟家长诉说自己的症状。

许多家长因为有这样的担心,就诊时经常会告诉医生"孩子的头部可能被撞到了"。

接下来我要详细说明,需要家长仔细观察的注意要点有哪些?或者出现什么样的状况需要进行详细检查?

头被撞击后，需注意的儿童的临床表现

☐ 意识模糊

☐ 精神状态不佳

☐ 面色不佳

☐ 呕吐

☐ 痉挛

☐ 婴儿喝奶时，会产生恶心

☐ 呼吸困难、急促

请仔细观察是否有上述症状。如果有的话，就必须要去医院就诊了。

在儿童的脑袋遭到碰撞后，即使看似没什么事情，但随着时间推移症状会慢慢地呈现。所以，在第一个 24 小时中一定要慎重仔细观察患儿是否有出现上述症状。

症状有可能过后才会发生
在头被碰撞后的 24 小时请慎重仔细观察

下面为大家介绍儿童的脑外伤所引发的几种常见的脑功能障碍。

【脑震荡】

意识会在 6 小时内恢复，大脑没有出现异常。但意识丧失的表现是多种多样的。

【弥散性轴索损伤】

意识障碍会持续 6 小时以上，大脑中出现了原本没有的血肿（血块）等。

即便是轻症，当意识状态出现持续恶化时也会导致重症的发生。

【良性头部外伤后脑病（儿童头部外伤后呕吐症）】

儿童即便头部受到了伤害也不会立即出现意识障碍的状态。但这之后可能会逐渐发生呕吐、脸色苍白、犯困等症状，并且可以引发意识障碍、痉挛的可能。

良性头部外伤后脑病并不会留下后遗症且可以恢复，但为了很好区分其他原因引起的脑出血、脑血肿等疾病，需要通过 X 线来检查是否有骨折，以及通过 CT 或者 MRI 来检查是否脑中有血肿等情况。

【脑内的血肿】

脑内的血肿有硬膜上血肿（硬膜外血肿）、硬膜下血肿、脑内血肿等类型。当患儿脑袋中有血肿（血块）时，一定要早期治疗。

【脑袋表面的肿胀（瘤子）】

我们知道儿童头部皮肤下的血管特别丰富，当脑部受到撞击后表面会肿起来，也就是我们常说的"瘤"。这个瘤是因为皮肤内的组织受到了破坏，从而在皮肤下形成了血肿。骨折后凹陷的部分会被血肿填充起来，所以，家长很难分辨清是否有骨折的现象。因此，当头部出现肿胀时，一定要进行拍片检查进行确认。

【脑瘤】

要知道儿童相比大人，在脑部外伤后更容易引发肿胀，严重的话会危及生命，所以，请谨慎观察。

当儿童头部受到伤害，且表现的跟平常反应不一样时，请前往医院就诊。当发生意识模糊等较重症状时，推荐立即到拥有 CT 检查设备的医院进行就诊。

另外，当儿童头部受撞击后第一个 24 小时内，病情有可能会发生严重变化，所以，请家长谨慎观察儿童情况。

小 提 示
关于头部外伤后进行CT的指南

请参考海外机构"国家健康及临床医学卓越研究所"（National Institute for Health and Clinical Excellence）提供的指南方针，接下来介绍儿童头部外伤后，什么情况下需要接受 CT 检查的判断要点。

以下这些选项中如果出现其中一种情况时，请按照指南中所提倡的那样进行 CT 检查。

<关于需要进行 CT 检查的指南>

☐ 丧失意识达 5 分钟
☐ 丧失记忆达 5 分钟
☐ 容易睡觉（有嗜睡倾向）
☐ 不连续但呕吐次数 3 次以上
☐ 怀疑儿童有被虐待
☐ 外伤后的痉挛
☐ 意识状态的评价点不佳
☐ 骨折、脑袋肿胀等状态

☐ 头盖骨底下的部分有折断的征兆（头周围的液体从鼻子中流出，眼皮下面及周围有皮下出血等现象）
☐ 有神经学上的反应（手脚麻痹等症状）
☐ 1 岁以下的儿童头部有 5 cm 以上的挫伤以及肿胀
☐ 受伤的地方：从 3 m 以上处掉落等

✚ 知道后才安心

谈谈疫苗的同时接种

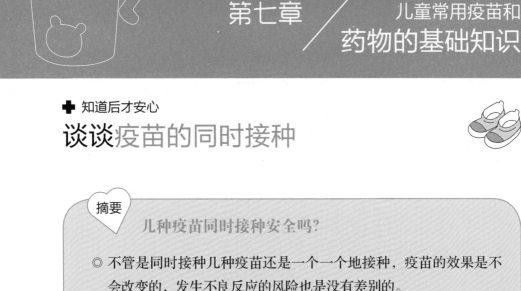

> **摘要**
>
> **几种疫苗同时接种安全吗?**
>
> ◎ 不管是同时接种几种疫苗还是一个一个地接种，疫苗的效果是不会改变的，发生不良反应的风险也是没有差别的。
>
> ◎ 同时接种时，接种疫苗的数量是没有限制的。
>
> ◎ 根据儿童的身体状况，在合适的时间接种合适的预防疫苗，预防严重的疾病是非常重要的。
>
> ◎ 关于疫苗的同时接种，日本小儿科学会也是持赞同的意见。

即使多种疫苗同时接种
在效果和安全性方面也是完全没有问题的

经常听到家长询问"多种疫苗同时接种会有什么问题吗"。

答案是"完全没有问题"。

以下为大家总结在日本小儿科学会中关于疫苗同时接种的安全性的意见。

（1）关于多种疫苗（包括活疫苗）在同时接种时，各种疫苗的有效性问题——多种疫苗同时接种不会使其效果降低。

（2）关于多种疫苗（包括活疫苗）在同时接种时，疫苗接种是否会引发不利的症状或疾病——即使同时接种多种疫苗，也不会增加其他不利的症状或疾病的发生频率。

可以同时接种疫苗的数量是没有限制的

关于儿童能够同时接种疫苗（包括活疫苗）的数量，日本小儿科学会中的观点为数量没有限制。同时接种多种疫苗也是没有问题。

在婴幼儿时期应该接种的常见疫苗为 BCG（卡介苗，用于预防结核病）、四种混合预防针（白喉、百日咳、破伤风、脊髓灰质炎）、MR（麻疹、风疹）、b 型流感菌、肺炎链球菌等，其中有必须多次接种才能形成较强免疫的疫苗。

如果既要寻找婴幼儿身体状态良好的时机，又要每次只进行一种疫苗接种，这种方法不仅非常消耗时间，且还受各种因素制约。

目前，日本厚生劳动省的预防实施要领中疫苗接种应为一次一种，只要医生没有其他特别的事情，还是倾向暂时不要同时接种。

但是，近年来疫苗种类增加，并且由于夫妻两人都工作或儿童的学习、课外班的增加等生活方式的变化，多数的疫苗需要接种时，没办法匀出时间一一接种，导致疫苗接种率下降等问题。

因此，为了减轻父母的负担，推荐家长同时接种的例数也越来越多。

同时接种和单独接种
引起不良反应的风险是没有差异的

2011 年 2 月，儿童肺炎链球菌疫苗和 b 型流感菌疫苗同时接种后导致儿童死亡的病例有 7 起。因此，对于同时接种，很多家长都觉得不安。

但是之后的调查结果显示：疫苗的质量没有问题，同时接种和导致死亡也没有明确的因果关系。死亡的 7 人中有 3 人原本就患有心脏病等疾病，其余 4 人的死因可能是婴儿猝死综合征（SIDS）或传染病。

也就是说单独接种可能引发的不良反应风险，并没有因为同时接种就使接种的风险提高。

关于疫苗的同时接种，需要判断接种的儿童是否患有其他疾病？接种时身体的状况等因素。如果家长实在担心儿童的承受力，一次接种一种疫苗也可以，但最好事先咨询经常请其看病、熟知儿童状况的医生。

疫苗可以预防严重的疾病，是与性命相关的，疫苗可以挽回很多人的性命。

合适的时间接种合适的疫苗是非常有必要的，请家长正确理解疫苗的重要性，按时接种疫苗，预防儿童易患的严重疾病。

谈谈儿童药物

> **摘要**
>
> ## 药效和服用方法是什么?
>
> ◎ 儿科处方药中抑制咳嗽或鼻涕、调理肠道等药物都是用于缓和症状、帮助恢复体力的药物,不能消灭病毒本身。
>
> ◎ 退热药是暂时性降热的药物。
>
> ◎ 正确控制抗生素的用法用量是非常重要的。
>
> ◎ 按照医生的指示服用药物,不要把几次的量积攒在一起服用,不要兄弟姐妹间互相使用对方的药物。
>
> ◎ 药的种类有粉末状药物、糖浆状药物、药片、肛塞等,服用方法和使用方法各有各的特征。

正确理解儿科处方药的效果、种类及使用药物的必要性

常有家长说:"我给孩子喂药太困难了!",在正确把握药物的形态后,家长要与医生一同思考该给孩子使用什么样的药物才有效果,这对于治疗儿童疾病是非常重要的。

儿科处方药中有抑制咳嗽的药物,有帮助排出痰浊的药物,有抑制流鼻涕的药物,有调节肠道功能的药物(整肠药)等。但是,它们都不是可以消灭病毒本身的药物,而是用于缓和症状、帮助患儿恢复体力。

这些都不是治疗疾病本身的药物,服用后可以缓和症状,使患者身体较为轻松些,因此,没必要积极地让儿童过多服用此类药物。

退热药也不是可以治疗疾病本身的药物,只能暂时性地降温。注意只在患儿体温较高、浑身无力时才使用该药物。病情严重时即使使用了退热药,

可能也不会有较好的效果 (参见 12 页 "谈谈发热和退热药")。

抗生素是为了杀死细菌而服用的药物。需要严格遵守医生的指示，正确服用抗生素，正确控制用量及使用天数。如果不按规定服用抗生素，往往起不到较好的效果。

此外，还有各种各样的药，医生开出的药究竟是什么样的药？在诊察的时候，请一定要理解医生的说明。

我诊所的医生在开药前会详细介绍所开的药是什么样的。家长难以理解或想要进一步了解的话，在诊察时可以向医生提问。

按照医生的指示服药
请不要根据自己的判断随便服用药物

儿科开药的药量要结合儿童的体重和年龄。不要因为早晨忘记服药就中午把 2 次的量一起服用，也不要兄弟姐妹间互相使用对方药物。服用药量超过规定的药量时，会产生不良反应。

原本制药的厂家对药物的用量及服用方法就有规定，医生按照该方式开药。

药的用法及用量与药效有很重要的关联。每日 2 次或每日 3 次，药物不用每日服用的次数也不同，服用时间也分为饭前、吃饭时、饭后、睡前各种各样。

若不按照医生的指示胡乱服用药物，可能没办法起到很好的临床效果。此外，关于用量也要十分注意。请不要根据家长自己的判断胡乱服用药物。

很多人服用完过去就诊时开的药物后才会再去医院就诊。但是，医生开的药是根据之前的病状和诊察结果而决定的。因此，要结合儿童的状况调整药物的种类及用量。

儿童有时无法自己说明症状，很多时候只能通过家长诊察进行判断。因此，很多时候仅从外表的症状无法进行准确的判断。

并且即使是相同的症状，有可能和以前患过的疾病完全不同。不要自己随便服用以前开的药物。

请家长在接受过诊察后再给孩子服用药物！不按规定的用法用量服用药物，可能会产生预料之外的不良反应，请一定要注意。

儿童每日在逐渐成长，体重增加，个头长高。因此，医生要依据儿童的体重和体表面积，决定出适合不同体格的药量。

药的剂型种类有粉末状、糖浆状、药片、肛塞等，服用方法和使用方法各也有各的特征。通常，我诊所的医生为了正确把握药量和安全的管理，尽可能开粉末状的药物。

药剂种类有粉末状、糖浆状、药片和肛塞等
掌握其各种各样的特征及正确使用方法

• 药物的种类及特征

- 相对于药片来说，粉末状药物可以依据体重调整用量。
- 药片可以分割成多块，缺点表现在很难准确地调整到 1/3 等细微的大小，很难根据儿童的体型调整用量。
- 相对于糖浆来说，粉末可以较长时间保存。
- 糖浆是含有糖分的液体，因此，杂菌等物质更容易繁殖，保存起来较为麻烦，安全性方面也比粉末状药物要稍微差一点。
- 粉末状药物每次的用量都是用袋子分开，但糖浆要倒入杯子中服用，因此，有把每次的用量搞错的危险。
- 肛塞药是在人无法喝水等情况下最有效的药物。结合本人的状态使用退热药或防止呕吐的肛塞药，对于缓和症状是非常有效的。

• 药物正确的服用及保存方法

◆ 粉末状药物（散剂、干糖浆）的服用及保存方法

- 从袋子里倒取适量粉末于手心中，加入少量的水，做成类似于小丸子的样子，把这些药物抹在婴儿的嘴巴中（上颚或脸颊内侧），喝奶时自己就将药物融化就可以服下药物。
- 孩子稍微长大点后就能够服用粉末状药物，但是，不喜欢服用粉末状药物的儿童，可以把市场上卖的辅助服药果冻和药物混合起来服用，夹在果冻中间服用起来会更顺利。
- 有的儿童把饮料和药物混合在一起服用。因为，有些药物和其他物质混合后可能变得比较苦，请一定要注意。
- 干糖浆按原则来说溶入水中是可以变成糖浆的，因此，患儿不喜欢服用粉末时可以溶入水中服用。
- 不要将粉末状药物溶入热水中服用，有可能会改变其中的成分。

• 粉末因为容易受潮，所以，要注意保存。

• 不要提前溶在水或饮料中保存，请务必在服用之前溶化。

◆ **糖浆的服用及保存方法**

• 在婴儿时期，家长可以用市场上的玻璃吸管或注射器等，分多次滴在患儿的舌头上服用。

• 当孩子到了可以用勺子食用断乳食品的年龄，家长可以将糖浆倒入勺子内分多次喂食。将勺子稍微深入口腔内部，便可更顺利地服下糖浆。

• 药物成分很容易沉积在瓶子底部，因此，为了使成分均匀，请家长摇匀后再给患儿服用。

• 糖浆是含有糖分的液体，因此，杂菌等物质更容易繁殖。开封 7~10 日后最好不要再服用了。

• 如果把糖浆放在儿童可以够得到的地方，儿童可能认为是甜的饮料而误食，因此，在管理保存时一定要十分注意安全。

◆ **肛塞药的使用方法**

• 从包装内取出药物，把家里有的宝宝油或食用色拉油涂抹在药物上，使其稍微润滑些，再慢慢塞入肛门内。

• 为了使塞入患儿肛门内的药物不掉出来，请家长用纸巾按压肛门 1 分钟左右。如果药物立刻掉出来时可以再次塞进去。

• 10~15 分钟后即使排便，药物也基本被吸收了，请仔细观察孩子的状态。如果症状持续，请按照说明书上的指示，间隔一段时间后再使用。

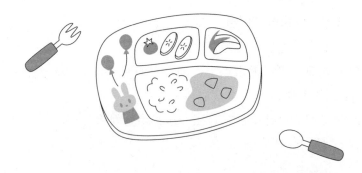

谈谈支气管扩张药物

> **摘要**
>
> **支气管扩张剂（妥洛特罗贴剂）是什么样的药物？**
>
> ◎ 妥洛特罗贴剂具有让狭窄的支气管扩张的作用，并不是止咳药物。
>
> ◎ 妥洛特罗贴剂能缓解支气管炎中支气管狭窄的症状，并且在支气管
> 哮喘中发挥作用。
>
> ◎ 此药可能会引发四肢无力、心悸、脉搏紊乱、严重的过敏症状等不
> 良反应，请一定在必须使用的情况下使用。

妥洛特罗不仅具有让支气管扩张的作用
还可以预防哮喘的发作

我们将含有妥洛特罗成分的贴剂都统称为妥洛特罗贴剂。妥洛特罗贴剂
可以刺激支气管和心脏从而起到扩张支气管、加快脉搏跳动的作用。准确来说，
对支气管会产生较强的刺激作用，相对心脏的刺激作用较弱。

妥洛特罗贴剂里面含有妥洛特罗成分，贴到身体后皮肤会慢慢地将药物
吸收，6~8 小时后血液内妥洛特罗浓度上升，持续使用 24 小时以上会起到扩
张支气管的效果。

前一天晚上贴上妥洛特罗贴剂，第二天早晨药效依然存在，所以也可以
预防早晨发作的哮喘。

妥洛特罗贴剂是支气管扩张剂
不是止咳药

哮喘的发作是指呼气的时候因为支气管狭窄的原因造成气道发出的哮鸣
音。强调的是仅有咳嗽的症状是不能直接定为是哮喘的发作。

需要注意的是，当只有咳嗽症状时贴妥洛特罗贴剂是没有临床效果的。简单说，妥洛特罗贴剂不是止咳药。

另外，妥洛特罗贴剂可以有效预防哮喘的发作，却不能立即停止已经发作的哮喘。因为，该药要发挥临床药效是需要相当长的一段时间。

稍微介绍一下关于妥洛特罗贴剂的主要用途。此药品的制药公司在发行时所附带的药品说明中记载了该贴剂的主要用途：用于缓解支气管哮喘、急性支气管炎、慢性支气管炎、肺气肿等气道阻塞性疾病所致的呼吸困难等症状（缓解是指减轻症状，或者说基本上消失了）。

气道阻塞性障碍是指因为支气管哮喘及支气管炎导致支气管平滑肌感染了炎症，使得支气管重塑变得管壁特别厚。临床上，患儿呈现突发性、严重的呼吸困难症状。简单来说，患儿在呼吸时发出像哨子响的鸣音，且呼吸不顺畅。

贴上妥洛特罗贴剂可以用来缓解这样的症状，止咳的效果在药品说明书中没有记载。

咳嗽是清除体内从咽喉到肺部的异物（痰、唾液、食物）的身体自然防御反应。支气管哮喘及支气管炎等是因为支气管周围的肌肉感染炎症从而变厚所引发的症状，两者并不相同。

该药物使用错误会引起四肢无力、心悸、脉搏紊乱等现象

再重复1次，妥洛特罗贴剂并不是止咳药！该贴剂使用非常简便，但不当使用也非常危险。当出现咳嗽症状时就使用妥洛特罗贴剂的想法是错误的，一定要确认是否真的有必要使用。

妥洛特罗贴剂并不是作用于支气管周围的肌肉，而是作用于心脏以及其他器官，请家长注意有发生不良反应的可能。具体来说，就是人体体液中重要的一种钾离子被排出体外时，会引起四肢无力、心悸、脉搏紊乱等现象，还有可能使患儿出现较为严重的过敏症状。

当家长拿到医院里医生配给患儿的妥洛特罗贴剂时，家长一定要仔细确认儿童是否出现了阻塞性障碍（哮鸣音）这种症状？是否真的需要使用它？一定要让儿童在必要的时候使用必需的药物，这与保护儿童的健康是一样的重要。

在我的诊所中，医生首先要询问患者是否有哮喘等引起的哮鸣症状？然后，用听诊器听患儿胸部的声音进行确认，在判断确实需要改善患儿症状时，医生就会开出妥洛特罗贴剂来改善患儿的咳喘症状。

谈谈抗组胺药

♡ 摘要

抗组胺药是什么?

◎ 请不要在出现流鼻涕、鼻塞等症状时,使用氯苯那敏、赛庚啶等抗组胺药。

◎ 氯苯那敏、赛庚啶等抗组胺药会使气管分泌黏液的能力下降,导致痰浊不容易排出,还可以使感冒的症状更加严重。

◎ 氯苯那敏、赛庚啶等抗组胺药会增加诱发患儿痉挛等不良反应,因此,最好不要给儿童使用此类药物。

◎ 一定要慎重判断是否使用抗组胺药物? 并正确选择使用什么样的抗组胺药。

第

七

章　儿童常用疫苗和药物的基础知识

谈谈抗组胺药

请不要在出现流鼻涕、鼻塞等症状时使用抗组胺药

从婴儿期至学童期,当患儿因为感冒或病毒性疾病而流鼻涕时,请不要使用具有停止流鼻涕等效果的氯苯那敏、赛庚啶等属于抗组胺的抗过敏性药物。

这些抗组胺药在日本常被使用,目的是为了缓解鼻塞和流鼻涕等感冒症状。

但是因为这些药物都会抑制气管分泌黏液,服用这类药物后会导致痰的固化,无法排出痰。

结果导致想要排出痰,但却很难排出,患儿就会不停地持续咳嗽。无法排出的痰存积在肺部,可能会导致患儿无法顺畅地进行空气交换。

也就是说,对于改善感冒的症状,抗组胺药不仅没有什么效果,反而有

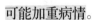

可能加重病情。

前面已经说了很多次，但是还是要强调感冒时请家长不要使用氯苯那敏、赛庚啶等抗组胺药。

服用抗组胺药后
有诱发痉挛的危险

最近的研究表明，此类抗组胺药会对人的大脑产生影响，导致患儿产生注意力和判断力低下、工作效率低下、容易犯困等不良反应，会严重影响日常生活。

并且，此类药物会减弱大脑内防止痉挛发作的神经的作用，进而使患儿进入一种容易发生痉挛的状态。

特别是儿童神经系统尚在发育阶段，本来因发热等因素就容易导致痉挛发作，使用该药物就更容易诱发痉挛了。

氯苯那敏、赛庚啶等作为第一代抗过敏性药物，过去被称为抗组胺药物，实际上是非常危险的药物。

我的诊所医生也曾经医嘱开过氯苯那敏、赛庚啶等第一代的抗组胺药。但是，参考各种研究结果和国外的治疗方针，给儿童开氯苯那敏、赛庚啶等药物可能会有诱发痉挛、恶化病情的危险，因此，切勿给儿童使用此类药物。

一定要慎重判断是否该使用抗组胺药以及该使用什么样的抗组胺药物。

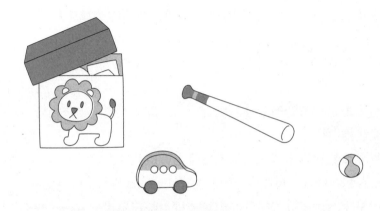

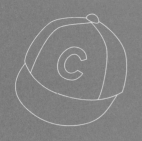

✚ 知道后才安心

谈谈儿科诊所的选择方法

> **摘要**
>
> ### 选择儿科门诊的要点？
>
> ◎ 是否有明确的理念和治疗方针？
>
> ◎ 接受说明时医生的态度，以及医生是否为此准备了相应的资料？
>
> ◎ 是否有专门的儿科医生进行诊疗？
>
> ◎ 预防接种日程安排的管理系统是否完整？
>
> ◎ 是否乱开药？
>
> ◎ 医生是否没有进行说明就开出了抗生素？
>
> ◎ 是否被医生催促多次就诊？
>
> ◎ 是否严格控制传染病的传播？
>
> ◎ 是否具备接受预防接种的条件？
>
> ◎ 夜间、周末以及休假日是否可以就诊？
>
> ◎ 是否具备让儿童舒适的环境？
>
> ◎ 是否具备健全的预约体系以及是否可以尽量减少等待时间？
>
> ◎ 在就诊时医生、护士是否亲切？

在选择医院、诊所时
要对医疗方面以及环境方面进行确认

需要在儿科就诊时，家长是否存在选择什么样的儿科门诊比较好的困惑呢？

选择医院、诊所时，要事先对其医疗以及环境方面进行了解。接下来从患者以及医生的角度进行这两个方面说明。

• 关于选择医院、诊所的要点

（1）是否有明确的理念和治疗方针

在医院内的宣传栏、小册子、医院官方网页等地方都可以了解到其治疗理念以及治疗方针，请一定要仔细确认。

治疗方针可以反映这个医院、门诊的理念。请核对一下与自己的育儿方向是否匹配。

（2）接受说明时医生的态度，以及医生是否为此准备了相应的资料

因为，疾病及药品名称、对症办法等这些医疗方面的内容不太容易理解，所以，许多患者以及家属对于医生的说明并不在意。

提供医疗不仅仅是使用最新的知识以及先进的技术，这样的服务不能成为真正的医疗！真正的医疗是要给患者及其家属传达清楚疾病的内容，让他们理解缘由，与医生一起选择治疗的方案。

如果沟通存在障碍时，可以给患者提供有关医院及诊所配备的治疗疾病的宣传单。请家长认真保留这些宣传单，患者可以根据这些宣传单上的内容，作为选择医院及诊所的判断条件。

（3）是否有专门的儿科医师进行诊疗

每一个科室都有该科室专门的制度，医生首先要熟悉相关方面病例并具备相关专业知识，再经过一段时间的实习期，参加考试并且达标后才可以获得该科室专门医师的资格。

专门给孩子看病的医生被称为儿科医生，他们是特殊人才。他们须具备从生下来的新生儿患者到 20 岁以上的患者中各式各样病例的经验，并且，具有了解不同的年龄段和成长过程中可能会遇到的疾病及身体特性的相关知识。

儿童并不是成人的缩小版，所以，不能完全按照成人的治疗方法进行治疗。

在挂着"内科·儿科"牌子的诊所中，专门治疗内科的医生也经常给儿童诊治。即使他们有接受过儿科的学习和研究，但是，为了让孩子接受准确